W0074098

DR. MED. ULRICH STRUNZ ist praktizierender Internist und Gastroenterologe. Schwerpunkt seiner ärztlichen und publizistischen Tätigkeit ist die präventive Medizin. In Vorträgen, Seminaren und TV-Auftritten begeisterte er viele Jahre lang Zehntausende von Menschen – und führte sie in ein neues, gesundes Leben. www.strunz.com

dr. med. ulrich
strunz

no·carb
smoothies

Die Drei-Stufen-Diät
für mehr Energie, Gesundheit
und eine schlanke Linie

WILHELM HEYNE VERLAG
MÜNCHEN

Inhalt

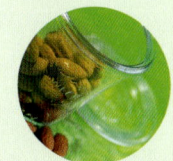

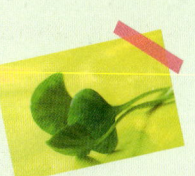
LAUTER LECKERE SMOOTHIES

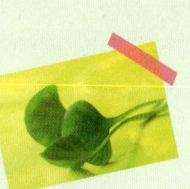

Ein Wort zuvor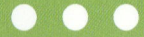

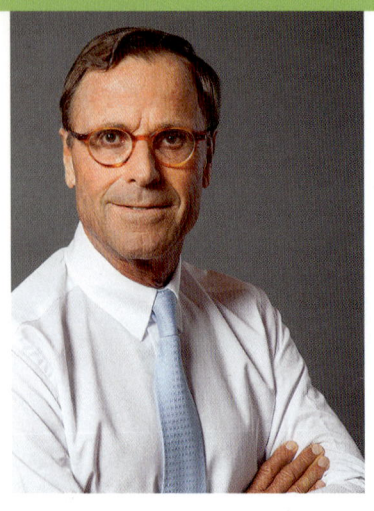

Immunsystem stärken, Herz wappnen, Muskeln aufbauen, Fett verbrennen, Fröhlichkeit tanken, Konzentration schärfen, Leistungskraft steigern, Libido fördern, Diabetes verhindern, Krebs vorbeugen, im Alter jung bleiben.

All das kriegen Sie von mir auf Rezept. Geht ganz einfach. Schmeckt auch noch gut. Heißt praktisch: eine Woche lang Smoothies trinken. Dann noch drei weitere Wochen ketogen leben. Sprich, Sie drehen den Kohlenhydrathahn zu. Betanken den Körper mit lebenswichtigen Aminosäuren und essenziellen Fettsäuren. Und wachen auf. Das tun Sie ausnahmsweise sehr, sehr gerne, weil auch die ganzen Zipperlein verschwinden. Keine Kohlenhydrate? Ist das nicht gefährlich? Ketose? Fällt man da nicht gleich tot um? Im Gegenteil. Zucker macht Zucker. Zucker macht dick. Zucker lässt Tumore wachsen. Zucker verklebt die Adern, macht Herzinfarkt. Zucker macht Schlaganfall. Zu viele Kohlenhydrate belasten die Verdauung, verursachen Entzündungen im Körper und produzieren oxidativen Stress. Der wiederum beschleunigt die Telomerverkürzung – die Verkürzung der „Zündschnüre des Lebens". Heute wissen wir (bis auf die DGE): Je geringer die Insulinspiegel über das ganze Leben gesehen sind, desto älter wird der Mensch. Das bedeutet für jeden, der jung bleiben will: wenn Kohlenhydrate, dann Luxusportiönchen. So viel, wie der aktive Muskel verbrennt.

Dieses Büchlein liefert Ihnen eine kleine simple Anleitung, eine große Portion Gesundheit zu tanken. Es wird Ihr Leben verlängern. Und besser wird's auch.

Aber wie immer, mein Rat: Glauben Sie mir nicht, probieren Sie es lieber aus – mit den süßen und herzhaften No-Carb-Smoothies von Martina Kittler.

Prost Gesundheit! Wünscht herzlichst,
Ihr ULI STRUNZ

7 Magische Smoothie-Gründe

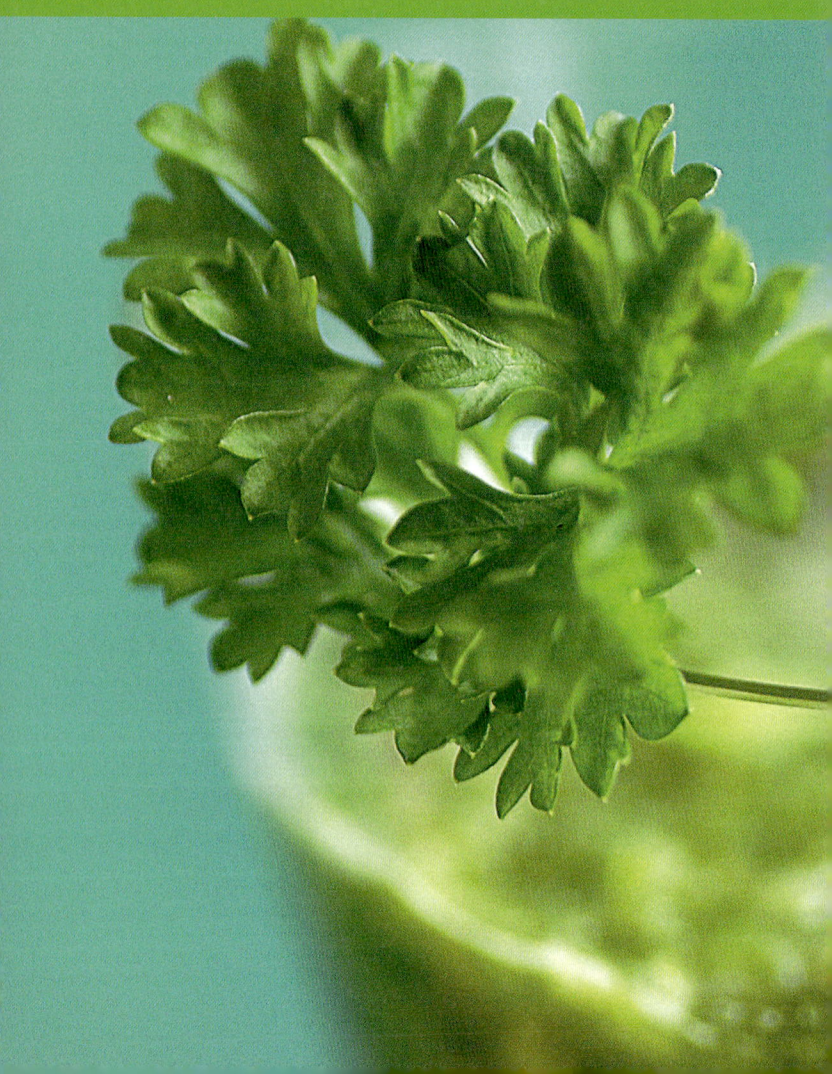

WARUM SIND DIESE NO-CARB-DRINKS SO IDEAL?

1 OPTIMAL FÜR NO-CARB-EINSTEIGER:
Sie sind so etwas wie standardisiert.
Das ist gerade für den Anfang wunderbar, bis
man in der Ketose ist.

2 SUPER EINFACH: In wenigen Minuten hat man den
Smoothie im Glas.

3 RICHTIG LECKER: Mal süß, mal herzhaft.
Da kommt Müller nicht ran.

4 TO-GO-TAUGLICH: Im Shaker oder in der Thermoskanne
mitnehmen – ins Büro, zum Wandern, auf den Golfplatz,
auf die Reise ...

5 FEINE BRÜCKEN:. Wenn man keine Zeit hat zu
kochen, ersetzt ein Smoothie eine Mahlzeit.

6 GUTE SATTMACHER: Glaubt keiner, wie satt und
zufrieden man nach so einem Smoothie ist.

7 EINFACH GESUND: Ein Smoothie liefert alles,
was Kopf und Körper brauchen: Eiweiß, wertvolle
Öle, Biostoffe der Pflanze, Vitamine und Mineralien.

Keto-Drinks – für mehr Energie, weniger Fett, mehr Gesundheit

• • •

Es ist so einfach zu smoothen. Ohne viel herumzurechnen, satt und fröhlich in die Ketose kommen – den Zustand, in dem der Körper am meisten Fett verbrennt. Das heißt auch: aufwachen und gut gelaunt, voller Energie, auch abends noch fröhlich ans Werk gehen. Ketose – ist das nicht gefährlich? Nein. Ketose heilt, vom Kopf bis zum großen Zeh.

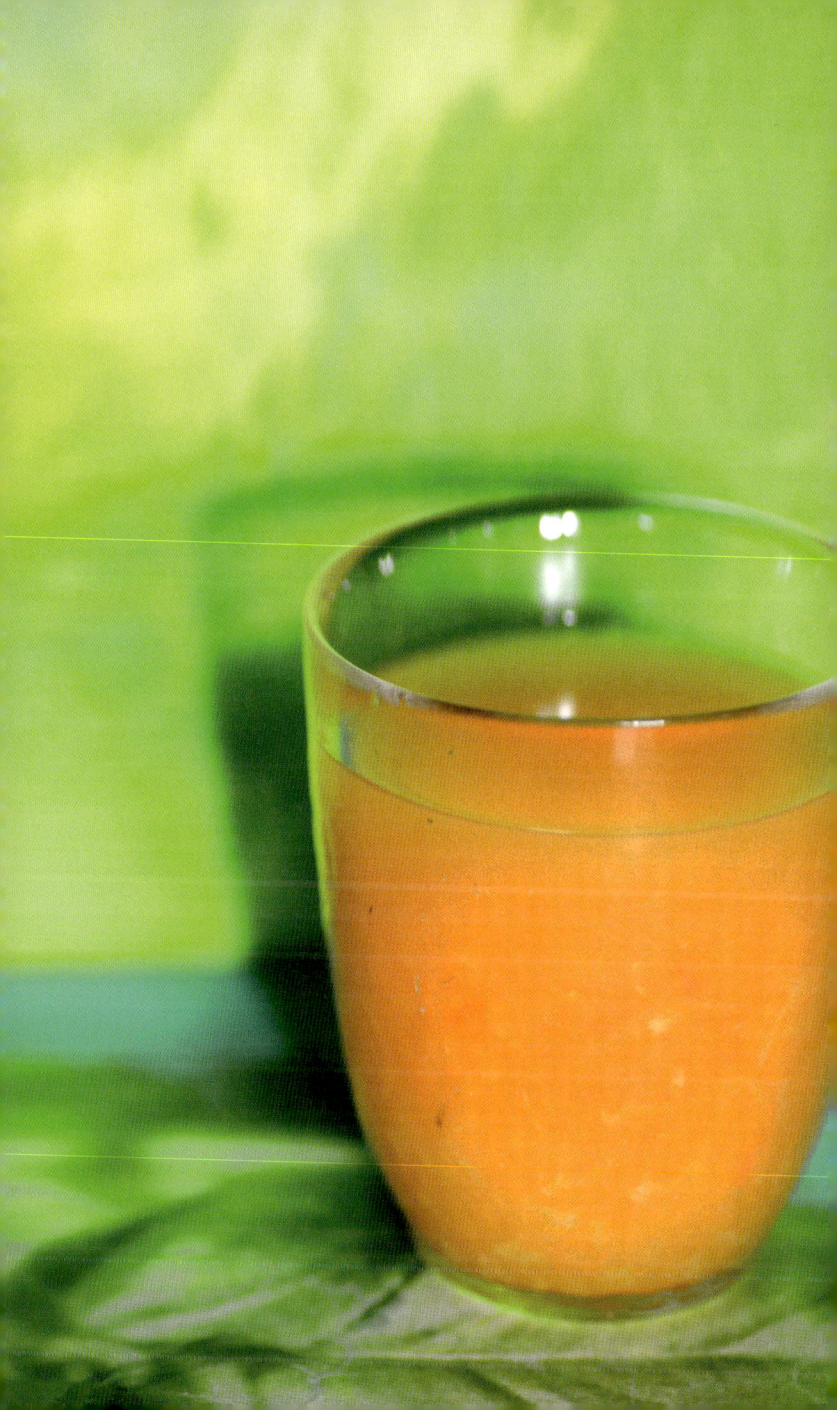

Was heißt eigentlich ketogen?

Ich nenne das erst einmal genetisch korrekt essen. So wie es unsere Gene gerne haben. Und was mögen die Gene? Fett oder Kohlenhydrate? Eine hochmoderne Frage. Über die viel in Frauenzeitschriften steht. Über die Bücher geschrieben werden. „Weizenwampe", „Dumm wie Brot", „Köstliche Revolution" ... Über die Sie sogar in Sportzeitschriften immer mehr lesen. Viel diskutiert – nur halt bei den deutschen Ernährungsberatern noch nicht angekommen.

WAS NUN – FETT ODER KOHLENHYDRATE?

Was ist die ideale Kost für den schlanken Ausdauersportler, der seine Leistung deutlich verbessern will? An dem wollen wir uns, sollen wir uns, doch alle messen. Solche Burschen federn täglich in meine Praxis: mit immer dem gleichen, banalen, langweiligen Ansinnen, ich möge ihnen doch statt der Bronze- die Goldmedaille verschaffen. Gefällt mir. Geht. Mit der richtigen Kost. Der einen für alle. Der für den Abnehmer, den denkenden Manager, den Leistungssportler ...

Aber was nun: Fett oder Zucker? Das Lehrbuch für Biochemie sagt: gleichwertig. Gleichgültig. Ist wurscht. Ihre Zelle produziert schlussendlich die Energie als ATP (Adenosintriphosphat). Und ob dieser ATP-Kreislauf aus Produkten des Fettstoffwechsels oder des Zuckerstoffwechsels gefüttert wird, das weiß die Zelle einfach nicht. Das ist der gleichgültig.

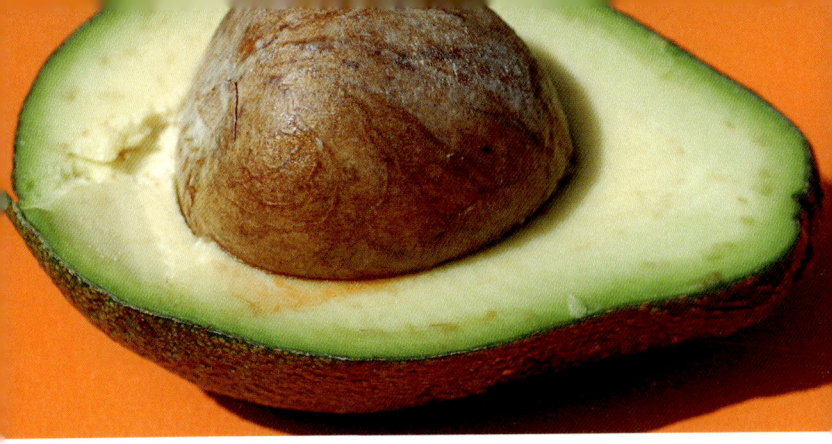

Die Diskussionen scheinen also aus purer Ideologie entflammt. Dass bei der Zuckerverbrennung ein bisschen weniger Sauerstoff benötigt wird, interessiert ernsthaft doch nur den 400-m-Läufer oder den Menschen, der um sein Leben rennt. Sind Sie das? Na, sehen Sie. Interessiert nicht.

Jetzt kommt's: Es ist eben nicht gleichgültig. Deshalb nicht, weil Zucker als Droge Nebenwirkungen hat. Weil Zucker Sie ganz nebenbei abhängig macht. Stichwort Leistungsschwankung, Stichwort Stimmungsschwankung. Und weil Zucker eben krank und dumm macht.

Sie merken schon: Ginge es nur um Energiegewinnung, bräuchten Sie sich nicht zu entscheiden. Da könnten Sie – so wie die Kenianer – sehr wohl auch mit Maisbrei arbeiten. Kein Problem. Nur hat der Maisbrei – jedenfalls beim nicht hochtrainierenden Menschen – auf die Dauer so seine Nebenwirkungen. Getreide ist nämlich nichts anderes als Zucker. Halt! Noch schlimmer. Ja, auch Vollkornbrot ist noch schlimmer als Zucker. Dazu später mehr. Erst sage ich Ihnen, wo wir hier hinwollen ... zur genetisch korrekten Kost. Zu dem, was der Steini aß. Zu hochwertigem, magerem, Omega-3-reichem Fleisch, zu Wild, zu Fisch, zu Gemüse, Samen, Nüssen, Ölen ... Weg vom künstlichen Zucker, vom Getreide, vom Müsli. Rein in die Ketogenese. Und in die kommen Sie völlig unkompliziert über Shakes.

DAS GEHEIMNIS ALLER SCHLANKEN MENSCHEN ...

Stolz war ich, als ich meine erste Spirometrie auswertete. Man stellt über die Atemgase fest, ob man Kohlenhydrate oder Fett verbrennt. Stolz war ich, als ich plötzlich „sah" – nur halt mit dem inneren Auge, als ich jäh verstand, dass „Kohlenhydrate die Fettverbrennung stoppen". Und zwar komplett. Das Geheimnis aller schlanken Menschen. Beispielsweise meiner Tochter. Die tatsächlich – entschuldigen Sie – frisst wie ein Scheunendrescher, aber außerordentlich schlank und beweglich durchs Leben zwitschert. Zusätzlich noch bildhübsch. Aber das, glaube ich, ist genetisch. Ihr Trick? Die macht Intervalltraining. Kohlenhydrat-Intervalltraining. Jeden Tag sicher 10, 12, ja 14 Stunden keine Kohlenhydrate. Schon verstanden? Da braucht man keine extra Diät, da braucht man keine Anleitung, da muss man nicht nachdenken: Man isst rund um die Uhr. Aber eben für eine lange Spanne, bevorzugt nachts, morgens und vormittags, null Kohlenhydrate. Das reicht. Fett verbrennende Enzyme (4 Stück) wachen auf und sind für einen da. Rund um die Uhr. Intervalltraining. Aus dem Sport bekannt. Können Sie auch Schlampern nennen. Einmal am Tag Kohlenhydrat-Schlampern. Das können Sie nämlich nach vier Wochen Keto-Training. Denn dann haben Sie genauso viele Fett verbrennende Enzyme wie meine Tochter. Die Fett verbrennenden Enyzme züchtet man sich nämlich nur, wenn man den Kohlenhydrathahn zudreht. Vier Wochen lang.

No Carb – nix Neues!

Low Carb oder No Carb gilt ja als hochmodern. Nichts falscher als das. Da gab's mal einen William Banting. Der schon 1863 sein Büchlein *Letter on Corpulence* veröffentlichte. Blieb im Druck bis 2007 (!). Dort finden Sie so nette Tipps wie:

> Reichlich Bewegung, wie z.B. Rudern auf der Themse.
> Zum Frühstück esse man 140 g Rindfleisch, Hammel, Leber,

gerösteten Fisch, Speck oder Aufschnitt sowie eine große Tasse ungesüßten Tee ohne Milch und einen kleinen Keks.
(Ist das nicht süß? Der kleine Keks?)

> Mittags: 150 g Fisch, Fleisch, Gemüse, eine Unze (28 g) getrocknetes Toastbrot (guten Appetit), Geflügelfleisch oder Wildbret.
Dazu drei Gläser Rotwein, Sherry oder Madeira-Wein.

Das ist: extremes Low Carb. Fast ketogene Diät. 1863 schriftlich festgelegt. Banting fasst das Ganze zusammen mit den goldenen Worten: „Ich kann nun mit gutem Gewissen sagen, dass die Menge der Nahrung am besten dem natürlichen Appetit überlassen bleibt und dass es nur die Qualität ist, die entscheidend für die Verringerung und die Heilung von Fettleibigkeit ist."
Und Banting heilte sich von der Fettleibigkeit, von Gelenkschmerzen, von ... viel essend. Das war die erste kohlenhydratarme, proteinreiche Diät in der Geschichte der Medizin. Eine Diätform, die nach heftigsten Attacken der Ärzteschaft, zum Beispiel auch gegen den berühmten Atkins, erst Anfang des 20. Jahrhunderts als Grundlage für die ketogene Diät bei Anfallsleiden (Epilepsie) erfolgreich eingesetzt wurde.

Und Sie haben immer geglaubt, um schlank zu werden, müsse man hungern. Lesen Sie den Absatz über Frühstück und Mittagessen noch einmal. Und schaudern Sie mit mir. Nun: Es klappt. Sich schlank essen.

DIE PROZENTE DER GEWINNER

Fett, Kohlenhydrate, Eiweiß. Immer fragen Sie: Wie viel Prozent denn? Lassen Sie mich auch das anhand eines Vorbildes erklären. Eines Helden. Der schnellste Amerikaner auf dem Rennrad war – nein, nicht Lance, sondern – David Zabriskie. Amerikanischer Zeitfahrmeister 2000. Und 2004, 2006, 2007, 2008, 2009. Wenn man das Siegen gewohnt ist, bekommt man ein Problem. Im Alter. Heißt, wenn man das 30. Lebensjahr überschritten hat. Jeder erwartet den nächsten Sieg ... Und was tut man? Wenn Sie jetzt glauben, die Antwort heißt Doping, muss ich Sie enttäuschen. Diese Möglichkeit steht solchen Cracks nicht mehr offen. Die haben sie nämlich schon lange hinter sich. David brauchte also eine neue Idee. Eine frische Idee. Und kam darauf, seine Ernährung komplett zu verändern. Er aß Paläo. Sie wissen schon.

Die Steini-Kost. Genetisch korrekt, nenn ich das auch. Das begann mit täglich Eiweißpulver, dazu Hünchenbrust, Eier, Rindfleisch, Nüsse und natürlich Gemüse. Die errechnete optimale Zusammensetzung dieser Ernährung für den schnellsten Amerikaner war

32 % Eiweiß + 54 % Fett + 15 % Kohlenhydrate

Was passierte? Innerhalb weniger Monate verringerte er sein Gewicht um 6 kg. Man bedenke: ein Hochleistungsprofi! Sein BMI (Body-Mass-Index) glich sich damit dem von dem Spanischen Radprofi Alberto Contador an: präzise 20,0. Beim Gewichtheben schaffte er statt 70 kg sage und schreibe 110 kg. Und auf dem Rad, da, wo es drauf ankommt, wurde er 15 Prozent stärker. Indem er Kohlenhydrate drastisch reduziert hatte. Auf ein Viertel dessen, zu dem die DGE noch heute rät. Auf 15 Prozent. Die Natur lässt sich nicht betrügen: Wer da oben mitspielen möchte, körperlich oder geistig, muss schon für den richtigen Betriebsstoff sorgen.

DIE PROZENTE DES STEINIS

Was heißt genetisch korrekt? Einfach mal zurückblicken. Viel Fleisch, viel Fisch stand auf dem Speiseplan des Steinzeitmenschen. Von einem großen Mammut konnten 50 Menschen mindestens 3 Monate lang leben. Und freilich gab's auch Pflanzen. Nur halt in der Eiszeit recht wenig

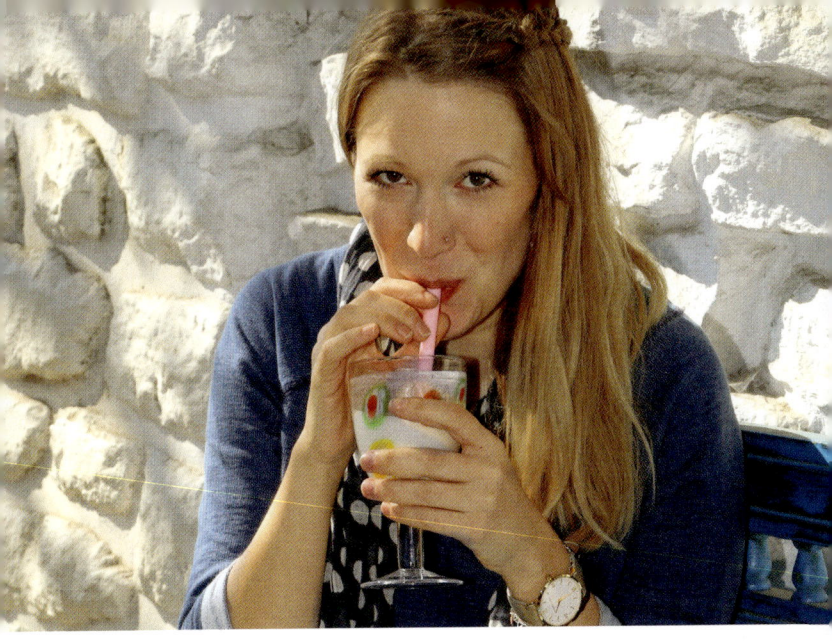

davon. Was der Steini aß, wissen wir aus Isotop-Studien – und durch die evolutionäre Anpassung unseres Körpers. Ist von etwas genug auf dem Speiseplan, muss der Körper nicht lernen, es selbst zu bilden. Wie zum Beispiel die Aminosäure Taurin. Auch Vitamin B12, Eisen, Folsäure und Vitamin A gibt's vorwiegend in tierischen Lebensmitteln. Getreide hatte der Steinzeitmensch nicht. Nur in Form von ein paar Wildgräsern. Die werden auch heute wieder populär wie Quinoa oder Amarant. Milchprodukte hatte er nicht, keinen Alkohol und kein Salz. Freilich aß der auch keinen hoch verarbeiteten Industriemüll.

Wissenschaftler vermuten, dass die Energie der Steinzeitmenschen zu 30 Prozent aus Eiweiß, zu 35 Prozent aus Fett und zu 35 Prozent aus Kohlenhydraten kam (heute: 15 : 30 : 55).

Das Fleisch war wild – bewegt und mager. Es enthielt wenig gesättigte Fettsäuren und viele langkettige Omega-3-Fettsäuren. Der Steinzeitmensch kannte keinen Krebs und keine Herz-Kreislauf-Erkrankungen, keine Depressionen und keinen Alzheimer. Antioxidantien, Ballaststoffe, Vitamine und Phytamine hielten den Steini gesund. Der Steini befand sich die meiste Zeit in der Ketose.

Keto-Gewinn

1 Sie entschlacken und verlieren überflüssiges Gewebewasser

2 Sie entgiften – der Körper recycelt Abfall-Eiweiß

3 Sie kommen in den Genuss einer beschleunigten Fettverbrennung

4 Hormonelle und enzymatische Veränderungen machen Sie langfristig schlank

5 Sie spüren, wie gut es tut, wenn Sie genetisch korrekt leben

6 Sie entlasten spürbar die Leber, wachen auf

7 Sie verändern die Darmflora in Richtung gesunder Besiedelung

8 Blutzucker- und Blutfettwerte verbessern sich

9 Sie bauen eine Insulinresistenz ab und senken Ihr Diabetes- und Herzinfarktrisiko

10 Sie stärken Ihre Abwehrkräfte

11 Sie fühlen sich energetisch aufgeladen

12 Sie kennen keinen Heißhunger

13 Sie lindern Entzündungsreaktionen im Körper

14 Arthroseschmerzen verklingen

15 Manchmal wird man sogar sein Rheuma oder die Migräne los

16 Man sieht jünger aus, die Haut wird besser durchblutet

17 Das Gehirn wacht auf, die Konzentration und Denkleistung steigen an

18 Man ist viel besser drauf

19 Dumm wie Brot – gilt künftig für andere, Sie beugen Alzheimer und Demenz vor

20 Sie beugen Krebs vor

21 Wer unter Krebs leidet, kann mit der Keto-Diät das Voranschreiten verzögern

22 Die ketogene Diät heilt – verbessert nachweislich Epilepsie, Alzheimer, Parkinson, Schlaganfall, Gehirntrauma, Depression, ALS

Ketose-Wissen

Kohlenhydrate – Zucker, Stärke – lassen den Blutzucker ansteigen. Die Bauchspeicheldrüse produziert Insulin. Insulin schickt den Zucker aus dem Blut in die Zellen zum Verbrennen – oder in die Leber, damit diese Fett daraus macht. Der Blutzucker sinkt schnell, das macht nervös, heißhungrig, müde. Das Gehirn verlangt Zuckernachschub. Heißt: Insulin steigt an ... Solange Insulin im Blut ist, stellen Anti-Aging-Hormone ihre Arbeit ein und die Fett abbauenden Enyzme auch. Weil immer, wenn Insulin im Blut ist, der Körper auf „Aufbau" umschaltet. Ein biochemisches Gesetz. Insulin stoppt die Lipolyse, den Fettabbau. Das Fastenhormon Glukagon tritt erst dann seine Arbeit an, wenn kein Insulin mehr im Blut ist.

Die Kette lautet folglich: Kohlenhydrate > Insulin > dick > dumm > krank > tot. Und das Gegenteil davon heißt Ketose.

Ketose ist ein natürlicher Zustand des Menschen. Sobald man eine Zeit lang sehr wenige Kohlenhydrate gegessen hat, sobald das Insulin entsprechend gesunken ist, werden Ketone gebildet. Das sind ENERGIE-MOLEKÜLE im Blut, genauso wie Traubenzucker. Woher kommen die? Fett, also Blutfett, also Ihr Bauchspeck, wird in der Leber zu Ketonen umgewandelt. Die Ketose steigert also die Fettverbrennung. Das Geheimnis schlanker Menschen. *Merke: Ketose steigert die Fettverbrennung*

Die Ketone wandern auch in Ihr Gehirn und ernähren dieses, ersetzen die Zuckermoleküle. Diese neue, diese andere, diese natürliche Gehirnnahrung verändert Ihr Denken: Sie werden hellwach, Sie werden kreativ, Sie erleben eine neue Welt. Buchstäblich. Weiß jeder, der schon einmal eine Fastenkur hinter sich gebracht hat. Am dritten Tag wacht man auf. *Merke: Ketose steigert die Kreativität, die Höchstleistung*

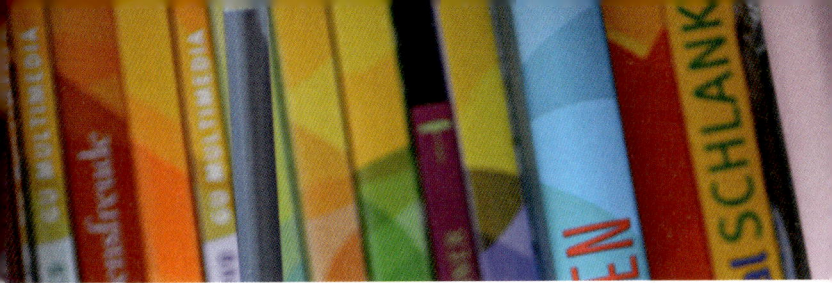

Die Ketose ist also ein natürlicher Zustand des Menschen. Volksgruppen im Norden, wo nie Ackerbau betrieben wurde, also die Inuit, die Eskimos oder das Volk der Samen in Lappland, ernährten sich ständig von kohlenhydratarmer Kost. Ständig. Sie dürften ihr ganzes Leben in konstanter Ketose gewesen sein. Und genau diese Menschen waren außerdem größtenteils frei von unseren Volkskrankheiten. Frei von Krebs, frei von Herzinfarkt, frei von Demenz. Daraus folgt, vorsichtig formuliert, dass Ketose absolut ungefährlich ist. Wenn man sie nicht mit dem hoch dosierten Genuss von Industriemastschweinen erreicht.

Ketose entspricht genetisch korrekter Kost. Folglich ist Ketose mit Gesundheit vereinbar. Und dann natürlich auch mit einer guten, drahtigen Figur. Muss man unbedingt in Ketose sein, um Fett zu verbrennen? Nein. In Ketose zu sein bedeutet nur, dass man Fett besonders schnell verbrennt. Ketose ist auch ein Langfristprojekt. Wenn man sie intelligent angeht. Immer mal wieder. Den Körper trainiert. Der wird nämlich immer besser. Man muss nicht immer in der Ketose sein. Wie das geht, das verrate ich Ihnen hier. Bald.

KETOSE IM KOPF

Ketonkörper reichern sich in Ihrem Blut, in Ihrem Körper an, dann, wenn Sie umschalten vom Kohlenhydrat- auf den Fettstoffwechsel. Ketonkörper werden aus Fett hergestellt. In Ihrer Leber. Genau das tritt ein beim Fasten. Ein Ritual, bekannt seit ewigen Zeiten bei allen Völkern. Fasten, auch eine ketogene Diät, bewirkt, wie die meisten von uns wissen, Gedankenklarheit, Euphorie. Wird aber auch eingesetzt zur Behandlung kranker Menschen. Fasten heilt. Deswegen heißt es auch Heilfasten.

Ketogene Diät heilte innerhalb eines Jahres 50 Prozent aller an Epilepsie erkrankten Kinder 2001 im John's Hopkins Hospital. Hochinteressante Erklärung: Diese Ketonkörper drosseln die Hyperaktivität von Gehirnzellen (bei Epilepsie), schwächen die spontane Aktivität von schnell feuernden Nervenzellen.

Da denke ich gleich an ADHS. Sie wissen schon, die hyperaktiven Kinder, die man mit Pharmadrogen ruhigstellt.

Ketonkörper machen noch mehr: Sie steigern die Zellatmung im Gehirn (bei jungen Ratten). Etwas höchst Erwünschtes. Zellatmung im Gehirn möchte auch ich steigern. Sollte auch so mancher Politiker mal drüber nachdenken. Mehr Sauerstoff heißt immer mehr Leistung, auch im Kopf.

Heute weiß man, dass Ketonkörper (also Verzicht auf Kohlenhydrate) auch bei anderen Erkrankungen mit einem Defekt im Hirn-Energiestoffwechsel positiv wirken, etwa bei Alzheimer oder bei Parkinson. Tatsächlich kann man bei Mäusen beweisen, dass eine ketogene Diät die typischen Alzheimer-Ablagerungen um 25 Prozent verringert. Vermehrt Ketonkörper im Blut verhindern bei Mäusen außerdem die typischen Nervenschäden und Bewegungsstörungen bei Parkinson. In einigen wenigen kleinen Studien bereits bei Menschen gezeigt. Kurz und gut: Zunehmend lese ich in der Literatur von Vorteilen, sobald man Kohlenhydrate streicht. Nie aber vom Gegenteil. *Merke: Die tatsächlich für die Gesundheit benötigte Menge an Kohlenhydraten ist gleich null*

Säuglinge sind klüger

Müssen sie auch sein. Wenn die nicht ganz schnell ganz viel lernen, wenn sie nicht Tausende von Informationsbruchstücken erkennen und verarbeiten könnten ... würden sie nicht überleben. Natürliche Selektion. Säuglinge haben Hochleistungsgehirne. Sie auch? Lassen Sie mich lächeln. Kennen Sie den Unterschied zwischen Ihrem Gehirn heute und dem, als Sie ein Säugling waren? Ganz einfach: Der Stoffwechsel ist ein anderer.

Wovon hat sich das Gehirn Ihrer Vorfahren Millionen Jahre ernährt? Von Zucker oder von Ketonkörpern? Nun ... Sie kennen ja inzwischen die Antwort. Und das bringt uns zum Gehirn des Säuglings. Denn es muss festgestellt werden, dass die Ketolyse für das Gehirn des Säuglings noch von entscheidender Bedeutung ist: „Im Gehirnstoffwechsel eines Säuglings werden zu einem weitaus höheren Anteil Ketonkörper verarbeitet als beim Erwachsenen." *(Löffler: Biochemie und Pathobiochemie, Berlin 2003, S. 1055.)* Experten, die nachdenken, stellen sich natürlich die Frage: Warum gibt's nach dem Absetzen der Milch Getreidebrei? Warum ersetzten Kohlenhydrate das Eiweiß? Das menschliche Gehirn funktioniert sehr viel wacher, sehr viel klarer, sehr viel kreativer mit Ketonkörpern. In der Ketose. Wenn man also auf künstliche, auf leere Kohlenhydrate verzichtet.

Woher wir das so genau wissen? Ein Physiker schwätzt nicht nur so vor sich hin, sondern er probiert es aus. Können Sie jederzeit nachvollziehen. TUN!

KETOAZIDOSE

Die Ketoazidose – nicht zu verwechseln mit der Ketose – ist eine Übersäuerung des Blutes mit den Ketonkörpern Acet-Essigsäure und Beta-Hydroxybuttersäure. Sie entsteht, wenn der Körper aufgrund von Stoffwechselproblemen wie Diabetes oder bestimmten vererbten Enzymmängeln nicht genug Glukose herstellen kann. Symptome der Ketoazidose sind Erbrechen, vermehrter Durst, starker Harndrang und Schwäche bis hin zu Bewusstlosigkeit, Austrocknung und Hyperventilation mit Acetongeruch (Kussmaul-Atmung). Ohne sofortige ärztliche Behandlung endet eine Ketoazidose tödlich. Wenn man ketogen isst, besteht für gesunde Menschen keine Gefahr, eine Ketoazidose zu entwickeln. Wer sich unsicher ist, lässt sich vorher vom Arzt durchchecken.

Ketose-Praxis

Ketose ist so was wie ein Fastenmodus des Körpers. Sie putzt uns durch. Sie putzt das Gehirn, die Blutgefäße, die Leber ... sie putzt den Körper. Befreit ihn von Stoffwechselmüll. Damit unser Körper Ketone bilden kann, sollten ihn Stärke und Zucker nicht stören. Deswegen beschränkt der Ketarier seine Kohlenhydratzufuhr auf 20 bis 50 Gramm am Tag. Und das ist anfangs gar nicht so einfach – mit leckeren Smoothies fällt es aber schon viel leichter. Sie trinken 3 Keto-Smoothies täglich. Und dazu pro 10 Kilogramm Körpergewicht mindestens 1/2 Liter Wasser oder Kräutertee. Dazu snacken Sie kohlehydratfrei (siehe Seite 27), dann baut der Körper unter dem Einfluss unseres Fastenhormons Glukagon in der Leber Fettsäuren zu Ketonkörpern um.

Die drei Ketonkörper Acet-Essigsäure, Beta-Hydroxybuttersäure und Aceton können die Blut-Hirn-Schranke überwinden und bilden für das Gehirn die einzige Energiealternative zu Zucker. Auch die Muskeln, die Leber, das Herz, der ganze Körper können diese Ketone als Energielieferanten nutzen. Sie wachen auf, verlieren Ihr Fett und gewinnen an Gesundheit.

SO GEHT'S

Anfangs streng: Bekommt der Körper 1 Tag lang weniger als 20 Gramm Kohlenhydrate, bedient er sich aus dem anderen Stoffwechselweg für seine Energiegewinnung, der Ketose. Das wären etwa 3 unserer No-Carb-Smoothies. Sie enthalten pro Shake nicht mehr als 6 Gramm Kohlenhydrate und machen herrlich satt.

Etwas weniger streng: Wenn der Körper weniger als 50 Gramm Kohlenhydrate pro Tag bekommt, kommt man etwa nach 3 Tagen in die Ketose. Gucken Sie auch auf die Tabelle Seite 28.

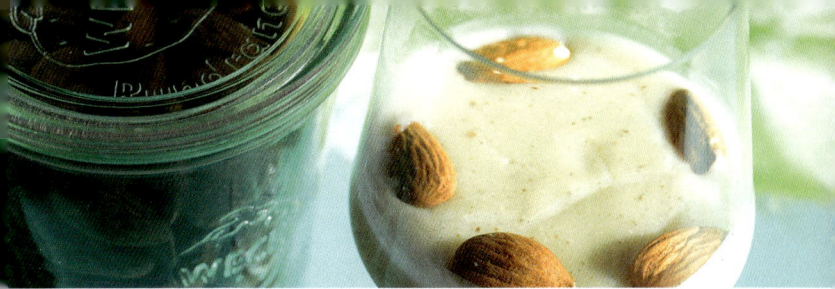

Zähne zusammenbeißen: Die Umstellung auf die ketogene Diät ist in den ersten Tagen nicht ganz einfach. Kopfschmerzen, Müdigkeit, schlechte Laune, eingeschränkte Leistungsfähigkeit klingen aber nach wenigen Tagen vollständig ab.

Nicht an Fett sparen: Damit unser Körper, genauer die Leber, Ketone bilden kann, braucht er viel Fett. Sie sollten also nicht weiterhin Fettaugen zählen. Sondern Nüsse, Sahne, Öle und gerne auch mal ein Stück Speck willkommen heißen. Wer abnehmen will, prasst nicht ganz so stark mit Butter, Braten und Sahne. Darf aber keinen Hunger haben. Muss sich an Eiweiß und essenziellen Fetten satt essen.

Gemüse: Essen Sie all das, was über der Erde wächst. Was drunter wächst hat Kohlenhydrate, wie Kartoffeln und Wurzeln. Ab Seite 130 finden Sie eine Tabelle, die zeigt, wie viel Sie von was essen dürfen, wenn Sie mit Ihrer Smoothie-Phase fertig sind.

Muskelschwund? Kommt kein Zucker fürs Gehirn, nagt der Körper die Muskeln an. Um Zucker für die Nerven zu bauen. Stimmt's? Nein. Da nimmt er erst einmal den Stoffwechselmüll, den Eiweißabfall ...

KLEINE SÜNDEN

> 1 Scheibe Knäckebrot (z. B. Wasa köstlich 4,8 g KH pro Scheibe)
> 10 g Schokolade (70 % Kakao) = 3,3 g KH
> 5 Gummibärchen (10 g) = 7,6 g KH
> Banane = 10 g KH
> 10 g Cashewnüsse = 3 g KH

Wenn dann genug Eiweiß im Essen steckt, dann muss er sich auch nicht an die Muskeln machen.

Wie weiß man, dass man in Ketose ist? Der eine ist mit 50 Gramm schon drin, der andere (dem Himmel sei Dank wenige) muss auf 20 Gramm Kohlenhydrate am Tag reduzieren, um in die Ketose zu kommen. Das kann man mit einem Teststreifen aus der Apotheke messen. In der Anpassungsphase der Ketose scheidet man Ketone über den Urin aus, auf die der Teststreifen reagiert. Nach einer Weile werden oft keine Ketone mehr über den Urin ausgeschieden, auch wenn man sie im Blut hat. Man kann also sehr wohl in Ketose sein, ohne dass der Urinteststreifen etwas anzeigt. Einfach auf den Körper hören. Das spürt man.

Kokosöl hilft: Kokosöl ist ein guter Helfer durch die ketogene Zeit, denn die mittelkettigen Fettsäuren – MCT-Fette – landen nicht auf der Hüfte, sondern in der Leber. Die wandelt sie direkt in Energie und Ketone um.

Am Anfang muss man Hürden nehmen. In den ersten Tagen geht einem schnell die Energie aus. Treppensteigen kann dann recht anstrengend sein. Die ersten zwei, drei Wochen sind schon ein bisschen hart, denn da muss man streng bleiben. Es kann dauern, bis das Gehirn die Ketonkörper akzeptiert. Doch dann wird es leicht. Kommen Sie einfach mit.

Im Luxus schwelgen: Und dann, nach vier Wochen, wird es ganz leicht, denn dann dürfen Sie mehr. Dann dürfen Sie 2 Gramm Kohlenhydrate pro Kilogramm Körpergewicht. 120 bis 150 Gramm. Wunderbar. Täglich. Na ja, zumindest an den Tagen, an denen Sie auch laufen.

Schlampern: Meine Tochter macht Intervall: 1-mal täglich Kohlenhydrate, die restlichen 20 Stunden null Kohlenhydrate. Das kann sie machen, weil sie 100 Prozent aktive Fett abbauende Enzyme hat. Ideal! Also, hier die beste Nachricht: Schlampern macht nix, der Körper übt und wird immer besser. Und ist er erst einmal gut, dann dürfen Sie sich auch mal was gönnen: einen großen Teller Pasta, ein Eis ...

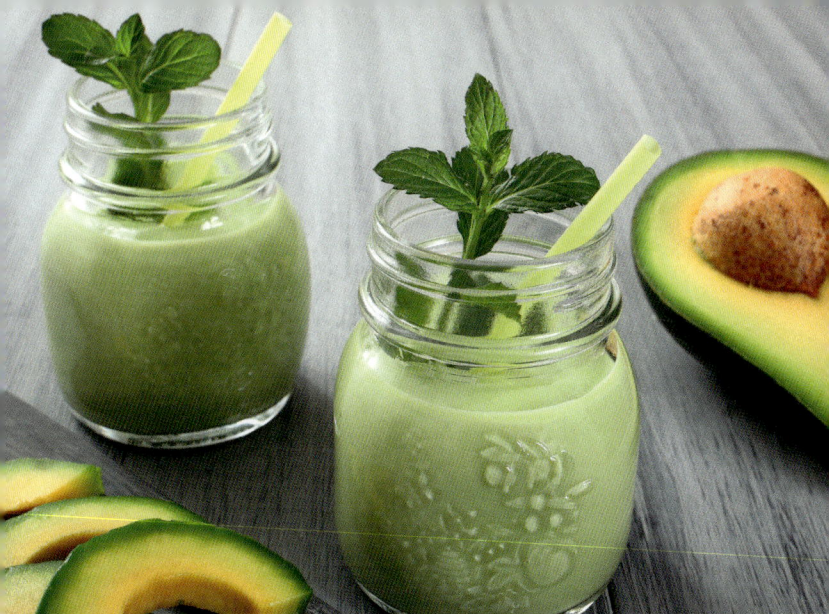

KOHLENHYDRATARME SNACKS

> 1 Avocado
> Teewurst
> Salami
> 1 hart gekochtes Ei
> 1 Handvoll Macadamianüsse
> 50 g Kokosnuss
> Bergkäse (50 % Fett) oder Brie (60 % Fett)
> 1 Kugel Mozzarella
> 1 Dose Fisch ohne Sauce
> Grüner Salat mit Essig (kein Balsamico-Essig) und Öl
> Hühnchenbruststreifen
> Oliven
> Beef Jerky (getrocknetes Rindfleisch)
> 1 Scheibe selbst gebackenes Ketobrot (Rezept siehe Seite 29) mit dick Frischkäse

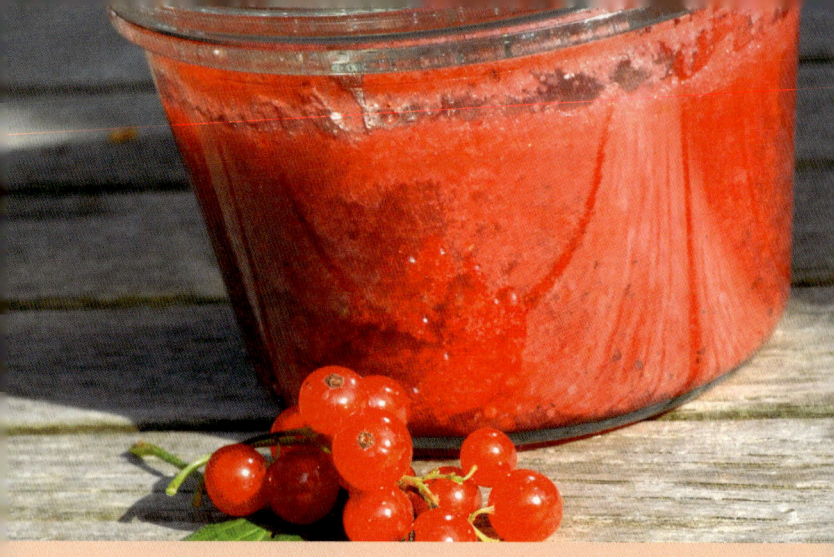

DIE 3 STUFEN MIT DEN SMOOTHIES

1 Eine Woche lang nur Shakes mit insgesamt 20 Gramm Kohlenhydraten pro Tag – und Sie sind in der Ketose. Ab Seite 68 finden Sie 31 leckere Shake-Variationen. Süß und herzhaft. Gehen Sie täglich gemütlich eine große Runde spazieren.

2 Nun folgen drei Wochen mit 50 Gramm Kohlenhydraten. Auf Seite 63 steht, wie viel Sie da schlemmen dürfen. Wunderbar funktioniert das mit einer 30-Gramm-Kohlenhydrat-Mahlzeit, 2 Smoothies und kohlenhydratfreien Snacks (Seite 27). So züchten Sie sich weitere Fettverbrennungsenzyme. Natürlich bewegen Sie sich täglich mindestens 30 Minuten. Walken, laufen, Rad fahren.

3 Nach der 4. Woche können Sie mit 2 Gramm Kohlenhydraten pro Kilo Körpergewicht weitermachen. Aber nicht über 150 Gramm kommen. Und natürlich bewegen Sie sich weiter. Auch Ihre Muskeln mögen nun Ketonkörper. Und vor allem Fett! Jetzt kommen die Smoothies wunderbar zum Einsatz, wenn Sie keine Lust zum Kochen haben. Und sie bleiben weiterhin der ideale Einstieg in den Tag.

Noch ein Wort zu den Getränken ...

Da Ketonkörper sauer sind, sollte man auf genug Flüssigkeitsaufnahme achten. Als Faustregel gilt: 1/2 Liter pro 10 Kilogramm Körpergewicht. 2–3 Liter Wasser, dazu Kräutertees und grüner Tee pro Tag sind ideal. Achtung: Kaffee und Früchtetees sind nicht kohlenhydratfrei, sondern enthalten 0,2–0,6 Gramm Kohlenhydrate pro 100 Milliliter.

DAS KETOBROT

Zutaten für 1 Kastenform: 120 g gemahlene Mandeln I 60 g Sojamehl I 60 g geschrotete Leinsamen I 60 g Sonnenblumenkerne 60 g neutrales Eiweißpulver I 30 g gehackte Mandeln I 30 g geschälte Sesamsamen I 30 g Leinsamen, ganz I 30 g Haferkleie 15 g Weizenkeime I 1 TL Salz I 1 Pck. Trockenbackhefe I 1/2 Pck. Backpulver I 4 Eier I 30 g Butter I 180 ml lauwarmes Wasser I 20 g Butter für die Form

1. In einer Schüssel alle trockenen Zutaten verrühren.
2. Die Eier schaumig schlagen, Butter schmelzen und unterrühren, lauwarmes Wasser langsam hinzufügen.
3. Flüssige und trockene Zutaten vermischen und gut durchrühren, bis eine zähe, homogene Masse entsteht.
4. Alufolie mit Butter bestreichen und eine Kastenform damit auskleiden.
5. Bei 45 Grad ca. 40 Minuten gehen lassen, dann bei 180 Grad weitere 60 Minuten backen.
6. An einem kühlen Ort aufbewahren.

TIPP *Mit einem Holzstäbchen in die Mitte des Brots piksen; bleibt Teig daran hängen, braucht es noch ein wenig.*

Brauchen wir Zucker zum Leben?

Klare biochemische Antwort: nein. Dennoch wird mir täglich immer wieder die gleiche Frage gestellt, weil Ihnen Ihr Hausarzt oder sogar die Universitätskliniken (zum Beispiel die in Köln) versichern, dass der Mensch Kohlenhydrate, also Zucker essen müsse. Der normale Deutsche, jede Frauenzeitschrift und fast jeder Arzt „weiß" ganz genau, dass das menschliche Gehirn von Zucker lebt. Ausschließlich. Dringend auf tägliche Kohlenhydrate angewiesen ist, um überhaupt denken zu können, um arbeiten zu können. Deswegen: zum Frühstück Müsli. Besser noch: das in Pappschachteln käufliche Kunstmüsli, das ja meist zu 50 Prozent aus reinem Zucker besteht. Also das Ganze noch einmal ganz langsam und wissenschaftlich korrekt *(Quelle: Prof. Dr. Ulrike Kämmerer, Biologin, Uniklinik Würzburg)*:

Richtig ist, dass Ihr Körper in kleinsten Mengen Zucker benötigt. Für bestimmte Stoffwechselvorgänge in roten Blutkörperchen, in Zellen der Nebennieren und in einigen Nervenzellen. Diese hier lebensnotwendige Glukose kann durch Leber und Nieren aus

> Aminosäuren
> Milchsäure (Laktat)
> Glycerin

hergestellt werden. Glycerin ist ein Abbauprodukt von Fett. Sie kennen das Wort Triglyceride. Diesen Prozess in Ihrem Körper nennt man Gluconeogenese, und er ist unabhängig von Ihrer Zufuhr an Aminosäuren. Das bedeutet, dass der Körper sich komplett ohne Kohlenhydrate ernähren kann, wenn Sie ihm Eiweiße und Fette in ausreichender Menge zur Verfügung stellen. Und das kann jeder mit einem Blutzuckermessgerät

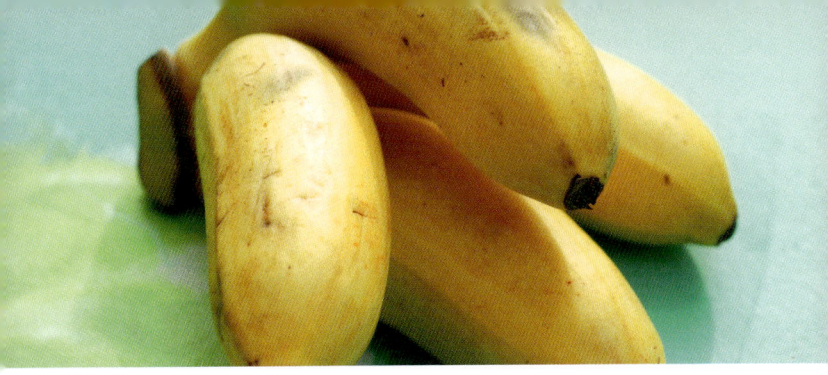

kontrollieren: Der Blutzuckerspiegel wird dann konstant auf dem lebens-
notwendigen Niveau (60 – 90 mg/dl) gehalten. Darunter kann er nicht
fallen.

WIR WÄREN LÄNGST AUSGESTORBEN

Wenn man in Debatten mit Kollegen so weit gekommen ist, dass der
Körper sich ohne Kohlenhydrate komplett ernähren kann, folgt unaus-
weichlich das Argument: Das Gehirn lebt ausschließlich vom Zucker.
Ist unbedingt auf Zucker angewiesen. Auf etwa 120 – 150 Gramm am
Tag. Stimmt. Aber nur, weil wir uns schon so sehr an ein „falsches"
Leben gewöhnt haben, ein Leben mit Mehl und Zucker, dass wir von
Ketonkörpern nichts mehr wissen. Und dass das Gehirn sich sehr wohl
auch von diesen Stoffen, nämlich Abbauprodukten des Fettstoffwechsels,
ernähren kann. Zu 80 Prozent. Bleibt also nur noch eine Minimenge
unbedingt notwendigen Zuckers für das Gehirn. Und genau diese Minimenge stellt der Körper mit Leichtigkeit aus Eiweiß und Fett her. Anders
nämlich hätten die Menschen Eiszeiten oder lange Hungersnöte auch
nicht überlebt. Und für den letzten Ungläubigen: Das ist längst klinisch
untersucht und dokumentiert. Hatte ich Ihnen ja vor Jahren schon einmal berichtet: 1929 wurden zwei Polarforscher ein Jahr lang im Bellevue-
Hospital in New York interniert. Eingeschlossen. Und ein Jahr lang absolut nur von Fleisch ernährt. Bei dieser reinen Fleisch-/Fettdiät (100–140
Gramm Eiweiß, Rest Fett) zeigten beide Versuchspersonen über 12 Monate keinerlei Anzeichen von Mangelerscheinungen, Leistungseinbußen

oder gesundheitlichen Problemen. Im Gegenteil *(JAMA 1929; 93(1):20-22)*. Wenn der Mensch Kohlenhydrate essen müsste, wären wir längst ausgestorben. Warum? Denken Sie einmal drei Minuten über die Tatsache nach, dass Kohlenhydrate über eine Million Jahre ausschließlich in Wurzeln (und im Winter? Im steinharten Boden?) oder in Beeren (und im Frühjahr? Im Winter?) von der Natur zur Verfügung gestellt wurden. Dass sie etwas sehr Rares waren.

Deshalb der Ausdruck „Luxus-Kohlenhydrate" in meinen Büchern. Hören Sie auf die Natur. Stellen Sie sich gut mit ihr und ... und das Leben wird ganz leicht.

OHNE ZUCKER – EINE NEUE FORM DER MEDIZIN

Die normale Medizin: Wir Ärzte behandeln Krankheiten. Gut so. Immerhin. Kommen Sie mit einem Schnupfen, wird der Schnupfen behandelt. Kommen Sie mit Fußpilz, wird der Fußpilz behandelt. ... Eine völlig andere Idee wäre, den Menschen zu behandeln. Zu erkennen, dass es nicht 30000 verschiedene Krankheiten, sondern nur eine gibt. Genau so, wie es nur eine Gesundheit gibt. Entweder ist der Mensch krank, oder er ist gesund. Was auch immer das im Einzelnen heißen mag.

Dieses neue Bild von der Medizin hat einer in meinem Forum glänzend beschrieben. Darf ich? „ ... seit fast einem Jahr ernähre ich mich ketogen und beinahe täglich 30 Minuten Bewegung sind kein Problem mehr ... Seit mehreren Monaten nehme ich noch zusätzlich verschiedene NEMs." (NEM = Nahrungsergänzungsmittel.)

Und jetzt kommt`s:

„Seit meiner Pubertät leide ich unter Schuppen und starkem Jucken der Kopfhaut. Drei Hausärzte konnten mir nur Shampoos verschreiben, die ich in der Apotheke bestellen musste. ‚Ist halt Ihr Hauttyp', haben die Ärzte mir gesagt, ‚da kann man nichts machen'... doch kann man. Seit Monaten schuppenfrei! Kein Juckreiz mehr auf der Kopfhaut. Eine Befreiung! Ähnliches mit Akne an Oberarmen und Rücken. Zwar nicht gänzlich befreit, aber sehr, sehr viel besser geworden. Ich freu mich schon auf die Badesaison, wenn dann mein Eiweißkörper ohne Akne am Badesee neidische Blicke auf sich zieht.

Noch mehr gefällig? Hämorrhoiden. Seit 10 Jahren ein Problem. Vor 2 Jahren beim Proktologen gewesen. Der hat sie mir verödet (6 Sitzungen in 6 Monaten – Kommentar des Arztes: ‚schlechtes Bindegewebe geerbt‘). Keine 12 Monate nach der Behandlung: wieder Blut im Stuhl. Sehr unangenehm. Inzwischen keine Probleme mehr.

Meinen ersten Marathon 2013 gelaufen, trotz Bänderriss 3 Monate vor dem Marathon – und am nächsten Tag mit dem Fahrrad ins Büro. Bekannte von mir lagen eine Woche flach mit dicken Beinen. Ich war drei Tage später schon wieder 'ne Runde auf dem Crosstrainer im Fitnessstudio unterwegs und habe mich gleich für den nächsten Marathon angemeldet.“

Hier wird ein Mensch rundum gesund. Und wie? Können wir das Rezept kurz und bündig formulieren? Ja, können wir:

> Ketogene Kost. Also genetisch korrekt.
> Täglich 30 Minuten Bewegung.
> Zusätzlich Nahrungsergänzungsmittel.

Schlägt all die Bemühungen der Ärzte. Schlägt die gesamte Pharmaindustrie. Es glaubt halt nur keiner. Probieren Sie es selbst aus.

Starten Sie mit den Smoothies ab Seite 68.

Gerne Süßstoff

Aus dem einfachen Grund, weil's schmeckt. Und weil nur wer genießt, dabei bleibt. Keto-Diät mit Zucker geht halt nicht. Zucker macht krank. Im Moment übrigens dramatisches Umdenken auch bei der WHO. Die will uns nur noch maximal 5 Prozent der täglichen Kalorien in Form von Zucker erlauben. Bisher genehmigt in Deutschland: 25 Prozent.

Also Süßstoff. Die Lösung. Freilich macht Süßstoff alleine nicht schlank. Auch wenn dicke Leute mehr Süßstoff essen, nehmen sie wegen der übrigen Ernährung, wegen der fehlenden Bewegung selbstverständlich nicht ab.

Der Mensch will süß. Er will nicht sauer essen und leben. Da mache ich mir das Leben lieber lustig mit Aspartam. Also 2 Aminosäuren. Das Gesündeste, was ich überhaupt essen kann: Aminosäuren. Freilich passt auch das indianische Honigblatt Stevia in die Keto-Shakes.

SIE BRAUCHEN FETT, SIE BRAUCHEN EIWEISS

Auch das, was jetzt folgt, wird Jahre, Jahrzehnte brauchen, bis es sich herumgesprochen hat. Dabei erklärt diese neue Einsicht erstmals und schlüssig, weshalb die Menschen sich mit dem Abnehmen so schwer tun. Weshalb Diäten so oft versagen. Weshalb man sich als dicker Mensch bei diesem Thema eigentlich nur ärgern kann. Wir sind nun einmal alle so erzogen: Es gelten die Gesetze der Thermodynamik. Heißt: Dick wird, wer mehr Kalorien hineinschaufelt, als er verbraucht. Leuchtet jedem ein. Also werden Kalorien gezählt. Resultat:

Die Menschheit wird immer dicker.

In einer zusammenfassenden Arbeit betonte Hannu Manninen schon 2004 klar und deutlich: In der Sprache der Biologie ist eine Kalorie ganz sicher nicht eine Kalorie. Mit Biologie meint er Sie, den Menschen. Nun führt er Arbeit für Arbeit auf, in welcher bewiesen wird, dass es eben nicht auf die Kalorieneinsparung ankommt, wenn man schlanker werden möchte, sondern dass das Einsparen von Kohlenhydraten entscheidend ist. Ganz Amerika hat sich ja bemüht, dass Nahrungsfett zu reduzieren. Und hat ja wirklich 3 bis 4 Prozent geschafft. USA-weit. Resultat: Die Bevölkerung wurde fetter.

Eine Low-Carb-Diät kann ruhig mehr Kalorien aufweisen als eine Low-Fat-Diät und wirkt trotzdem besser. Besser heißt beispielsweise, man nimmt 17 Kilo (Low-Carb) ab anstatt 2 Kilo (Low-Fat). Da finden sich auch

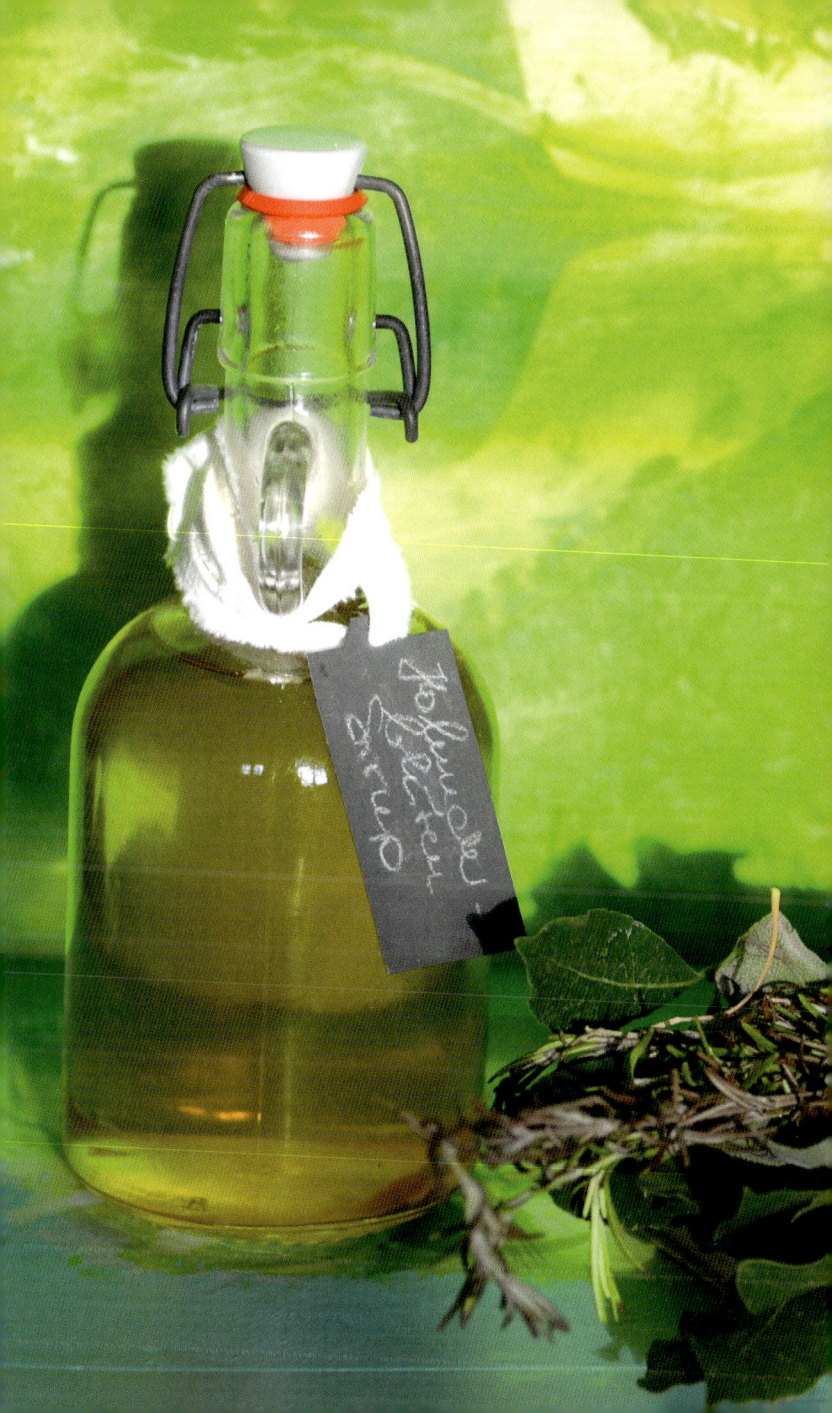

so Sätze wie „Willett und Leibel haben herausgefunden, das Fettverzehr im Bereich von 18 Prozent bis zu 40 Prozent täglich keinen oder kaum einen Effekt auf das Körperfett hat". Völlig neue Töne!

Des Rätsels Lösung liegt in hormonellen und enzymatischen Veränderungen, die durch die Low-Carb- oder effektiver No-Carb-Diät angestoßen werden. Am einfachsten erklärt man das Ganze mit der sogenannten „spezifisch dynamischen Wirkung". Wir wissen seit den 1960er-Jahren: Eiweiß zehrt. Essen Sie beispielsweise 210 Gramm Eiweißpulver (440 kcal), dann verlieren Sie 400 bis 500 eigene Kalorien. Nicht: Gewinnen Sie! Der Mensch als biologisches System ist „thermodynamisch eben nicht im Gleichgewicht". Sagt uns die Biochemie. Die Eiweißkalorie zehrt. Obwohl man isst, verhungert man, wenn man nur Eiweiß aufnimmt. Heißt: Kalorie ist nicht gleich Kalorie, sobald sie in unseren Stoffwechsel kommt. Aber: Bis sich das bei deutschen Ernährungsexperten herumspricht ...

Isst man weniger Kohlenhydrate, sind natürlich die gesunden Zellen mehr und mehr auf die Fettverbrennung angewiesen. Zwangsläufig. Und dabei entstehen hochwillkommene Ketonkörper wie Acet-Essigsäure. Jetzt kommt's: Diese Ketonkörper hemmen zusätzlich die Glukoseverwertung und damit die sowieso schon kritische Energiegewinnung der Krebszelle. Dem armen Ding geht die Energie aus.
Kann man beweisen: 7 verschiedene Krebszellentypen wuchsen im Labor in Anwesenheit solcher Ketonkörper deutlich langsamer, obwohl man ihnen ausreichend Zucker gab.

Fazit: Sie, liebe deutsche Mitbürger, können Ihre Krebszellen sogar doppelt aushungern: Indem Sie auf Kohlenhydrate verzichten und indem Sie mehr gesunde Fette zu sich nehmen, bei deren Abbau reichlich Ketonkörper entstehen, welche das Wachstum der Tumorzellen weiter unterdrücken. Mehr gesundes Fett macht also gesund. Sparen Sie nicht an Avocado, planzlichen Ölen, Fischfett und Co.

EIWEIß KLUG ERGÄNZEN

Egal, ob man Smoothies mixt
oder Brot bäckt. Dafür braucht
man ein gutes Eiweißkonzentrat.
Eines, das 1. keine Kohlenhydrate enthält,
2. keinen Geschmack hat – damit es im Beerendrink wie im Brot
schmeckt, 3. eine hohe biologische Wertigkeit hat, also all die Aminosäuren in optimaler Dosierung enthält, die der Körper braucht,
um seine Zellen zu reparieren, Muskeln aufzubauen, gute Laune
zu machen. Zum Beispiel mit Tryptophan. Das braucht das Glück.
Zucker nicht! Habe ich mir herstellen lassen. Mehr Informationen
finden Sie auf www.strunz.com.

ZUM GLÜCK BRAUCHEN WIR DEN ZUCKER NICHT

Schokolade macht glücklich? Ja. Nicht wegen des Zuckers. Eher wegen
des Serotonins. Das kann man auch ohne Nebenwirkungen haben. Ge-
heimwissen. Zwar längst von Biochemikern erforscht, aber irgendwo in
wissenschaftlichen Arbeiten vergraben. Die Methode, sich Lebensfreude,
innere Ruhe, Abstand, Souveränität durch die Nahrung regelrecht anzu-
essen. Der Wissende hat nicht nur seine körperliche, sondern auch seine
mentale Verfassung selbst in der Hand. Diese Idee war vor 23 Jahren
der Anlass, sich mit Proteinkonzentraten zu beschäftigen. Gab's damals
in jedem Bodybuilding-Studio. Zum Muskelaufbau. Kann man sich bis
heute streiten, ob die wirklich nötig sind. Kaum ein Mensch hat damals
über mentales Doping nachgedacht. Über die zwei mental wirksamen
Aminosäuren, nämlich Phenylalanin und Tryptophan. Aus Tryptophan
wird Serotonin. Lieblingshormon der Bunten. Glückshormon. Nicht ganz

richtig: Produziert eher das feine, innere Leuchten, innere Ruhe, Abstand zum Problem, schlicht: Souveränität im Alltag. Davon habe ich damals als überarbeiteter Kassenarzt nur geträumt. Und mich deshalb sehr intensiv mit verschiedenen Eiweißquellen beschäftigt.

Wussten Sie das? Eiweiß ist nicht Eiweiß, was diese mentale Komponente angeht. Da gibt`s gewaltige Unterschiede, messbare Unterschiede im Gehirn von Ratten. Die mit 5 verschiedenen Eiweißen gefüttert wurden, nämlich Protein aus Mais, aus Weizen, aus Soja, aus Käse (Casein), aus Milch (Lactalbumin). Je nach Grundstoff waren im Gehirn bis zu 8-mal mehr Tryptophan und folgerichtig bis zu 8-mal mehr Serotonin, das gewünschte Glückshormon, messbar. Interessiert? Gucken Sie mal:

Mais-Eiweiß	>>	Tryptophan sinkt deutlich
Käse-Eiweiß	>>	Tryptophan sinkt mäßig
Weizen-Eiweiß	>>	Tryptophan sinkt mäßig
Soja-Eiweiß	>>	Tryptophan steigt an
Milch-Eiweiß	>>	Tryptophan nimmt stark zu

Eine Kultur wie die der USA, die auf Mais geradezu aufbaut, deren Müsli, deren Müsliriegel, deren Grundnahrungsmittel in manchen Landstrichen praktisch über 50 Prozent Mais enthalten, ist ... sagen wir: benachteiligt. Serotonin sinkt durch Mais-Eiweiß. Mais macht also unglücklich. Muss im Verhalten dieser Menschen erkennbar sein ...

Ganz anders Kulturen, die auf der Sojabohne aufbauen. Tryptophan steigt an. Serotonin steigt an. Zufriedenheit steigt an. Optimal ist erstaunlicherweise das Eiweiß aus der Milch. Wohl verstanden: nicht aus dem Käse! Casein ließ Tryptophan absinken. Eiweiß aus dem Fleisch würde natürlich ähnlich günstige Werte ergeben wie Milch-Eiweiß. Fleisch-Eiweiß wurde nicht mitgetestet.

Sie verstehen spontan: A) Eiweiß macht glücklich. B) Weshalb es sich lohnt, bei Proteinkonzentraten, wie Sie sie in jeder Apotheke, in jedem Fitness Studio bekommen, die Inhaltsstoffe zu studieren.

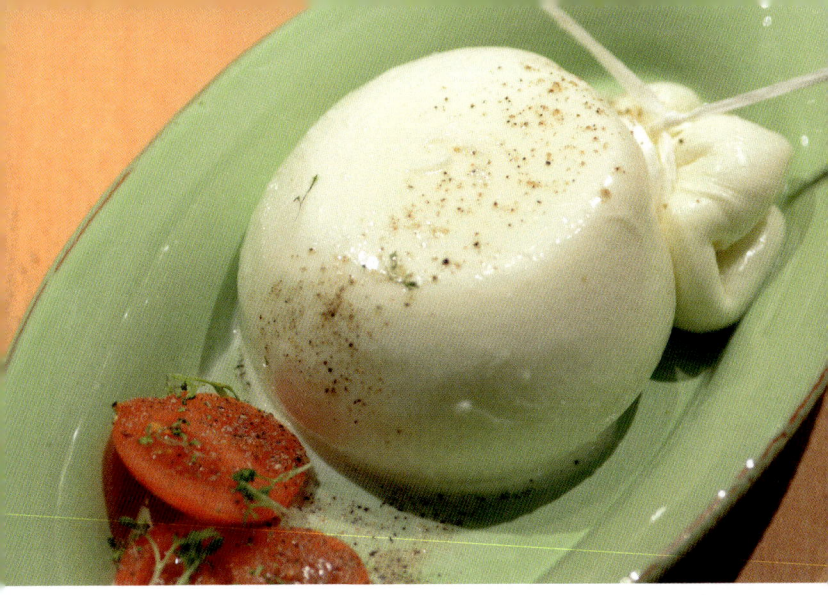

VORSICHT MAGERES KANINCHEN!

Es gibt ein paar Verrückte, die wollen viele Muskeln und nutzen wenig Hirn. Die ballern sich mit billigen Proteinshakes zu – und riskieren das Phänomen namens „rabbit starvation" (Kaninchen-Auszehrung). Je magerer ein Tier, desto mehr Eiweiß liefert es. Hatte der Steini nur kleine Tiere, schier fettfrei, auf dem Plan – ohne zusätzlich Fett und Kohlenhydrate – wurde es ihm sehr, sehr übel, er litt unter Durchfall und segnete mitunter sogar das Zeitliche. Verursacht wird „rabbit starvation" wahrscheinlich durch die begrenzte Fähigkeit der Leber, die Enzyme hochzuregulieren, die Harnstoff produzieren. Deshalb kommt es zu erhöhten Blutspiegeln an Ammonium und sauren Aminosäuren. Der Steini lernte natürlich aus Schaden – und aß nicht nur magere Karnickel und Echsen, sondern kaute auch Wurzeln, Blätter und Samen dazu. So kam er auf 15 Prozent Kohlenhydrate. Sprich: Niemals nur auf einen Nährstoff setzen. Immer mischen, Im gesunden Verhältnis. Wie es die Natur auftischt.

Einfach satt essen

1 Brötchen mit Butter und Marmelade hat 46 Gramm Kohlenhydrate
(Brötchen 33 Gramm, 20 Gramm Marmelade, 13 Gramm Butter)

1. Frühstück = 4,82 g KH

Rührei aus 3 Eiern = 0,9 g KH

120 g Tomate = 3,12 g KH

100 g Austernpilze = 0 g KH

150 g Räucherlachs = 0 g KH

1 Avocado (200 g) mit Salz und Pfeffer = 0,8g KH

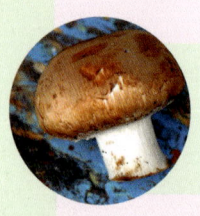

2. Frühstück = 7,75 g KH

125 g Speisequark = 3,25 g KH

25 g gemischte Beeren = 3,5 g KH

20 g gehackte Nüsse = 1 g KH

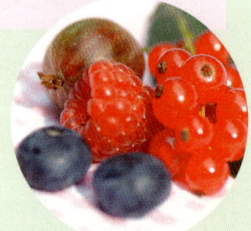

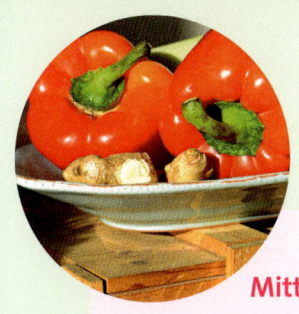

Mittagessen = 6,75 g KH

50 g Brokkoli = 1,25 g KH

50 g Zucchini = 1,1 g KH

50 g Paprika = 1,4 g KH

50 g Aubergine = 1,3 g KH

150 g Garnelen = 0 g KH

1 Knoblauchzehe (2,5 g) = 0,7 g KH

2 EL Olivenöl = 0 g KH

20 g Mandelblättchen in Butter geröstet = 1 g KH

20 g Parmesan = 0 g KH

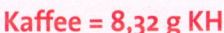

Kaffee = 8,32 g KH

Kaffee mit 30 ml Sahne = 1,02 g KH

50 g Mascarpone = 1,8 g KH

50 g Quark = 1,3 g KH

30 g gemischte Beeren = 4,2 g KH

Die unglaublichen Körper-Wunder der Keto-Diät

Wollen Sie mal Doktor spielen? Hungern Sie Bakterien aus. Ein paar Tage ohne Kohlenhydrate machen die Bakterien schwach. So werden Sie eine Erkältung schneller los. Oder einen eitrigen Zahn. Funktioniert freilich nicht immer. Aber es lohnt, es mal auszuprobieren.

Ketose baut eine gute Darmflora auf: Schlechte Darmbakterien leben von Zucker. Wer Kohlenhydrate minimiert, stellt ein Gleichgewicht zugunsten der guten Darmbakterien her. Und gute Darmbakterien schützen einen, so neueste Studien, vor: Übergewicht, Diabetes, Allergien, Rheuma, Arterienverkalkung, Depressionen, Migräne, Herzinfarkt, Demenz …

Mehr? Dazu zwei Briefe. Junge Frau mit Lungenkrebs. Knochenmetastasen. Die sich über ihre Lage sehr im Klaren ist. Und plötzlich Hoffnung schöpft:

„Die Schmerzen in den Knochenmetastasen sind zurückgegangen, und die Metastase, die oberhalb der rechten Brust einen ziemlichen Höcker gebildet hatte, den die Onkologen schon am liebsten bestrahlen wollten, ist auch zurückgegangen." Dahinter steht ketogene Kost, Vitamin-C-Infusionen, Nahrungsergänzung (NEM). Also die Natur.

Ganz anders ein junger, stolzer Mann (über 50), der mir in drei Sätzen droht:

„Lieber Uli, setze deine Ernährungstipps seit einiger Zeit um. Mein jahrzehntelanges Asthma hat sich verabschiedet, habe optimales Gewicht (trotz Wein) und habe den Berlinmarathon in 2:50 gefinisht … Nächstes Jahr gehe ich Deine Bestzeit an!"

Was lernen wir? Lassen Sie endlich den Müll weg. Lassen Sie endlich 72 Prozent unserer gewohnten Kost weg. Hören Sie auf, Ihren Körper ständig so zu belästigen, dass er mit Krankheit reagiert. Zum Beispiel mit Asthma. Denn was passiert, wenn Sie genetisch korrekt essen? Etwas ganz Banales: Der Körper ist er selbst. Er kann das tun, was er sicherlich am besten kann:

Sich selbst gesund machen. Per Selbstheilungskräften. Was denn sonst? Oder haben Sie schon mal ein Reh mit Asthma pfeifen, schnaufen gehört? Ich auch nicht. Nie darüber nachgedacht? Von Krebs brauchen wir gar nicht zu sprechen.

DER SPORT UND DER ZUCKER

Als Arzt möchte ich Sie bewegen. Möchte Sie zum Laufen bringen. Zum Sport. Zum täglichen Joggen. Wussten Sie, dass schon 2002 im Journal of Nutrition ein Überblick veröffentlicht wurde über 170 einschlägige Studien, die alle eine Verminderung des Krebsrisikos bei sportlich Aktiven zeigten? Eine wesentliche Begründung: Durch sportliche Betätigung wird vermehrt Zucker verbraucht, die Glykogenspeicher werden geleert, und der Blutzuckerspiegel wird gesenkt. Daher ergänzen sich Sport und eine ketogene Ernährung ideal. Das war der Trick der berühmtesten Brustkrebspatientin Englands. Der Trick von Frau Tomlinson. Der man (da völlig verkrebst) gerade noch ein paar Monate zugestand. Und die den Ausweg fand: Brenn deinen Zucker weg. Lauf. Renn um dein Leben. In den Worten des Laufpapstes van Aaken: Sie können dem Krebs buchstäblich davonrennen. Dann tun Sie's bitte auch!

DIE KETO-DIÄT MACHT DAS GEHIRN HEILE

Supertreibstoff fürs Gehirn, nennt der im Juli 2012 mit 85 Jahren verstorbene US-Wissenschaftler George F. Cahill die Ketonkörper. Er spricht nicht von Zucker, er spricht von den Abbauprodukten des Fettstoffwechsels im menschlichen Körper.

Wenn der Mensch – wie unsere Vorfahren – kein Mehl und keinen Zucker isst, wenn er zwangsläufig ketogen isst, also nicht Zucker, sondern Fett verbrennt, dann entstehen im Blut diese Ketonkörper. Das Gehirn lernt bei ketogener Ernährung, von diesen Wundermolekülen zu leben. Präzise: wenigstens zu 80 Prozent.

Ketonkörper seien, so nun die Aussage von Cahill, Supertreibstoff fürs Gehirn.

Die Würzburger Biologin Prof. Ulrike Kämmerer: „Der Volksmund mit seinem Glauben, dass Zucker gut für die Nerven und die Hirnnahrung schlechthin sei, trifft nicht zu. Ganz im Gegenteil gilt ein gestörter Insulinstoffwechsel (Insulinresistenz wie es bei Übergewichtigen regelmäßig vorkommt) inzwischen auch als mitverantwortlich für eine Reihe von Hirnerkrankungen."

Weiteres Zitat: „Als wahrscheinliche Ursache für Alzheimer und Parkinson und neurodegenerative Erkrankungen kristallisiert sich in der Forschung immer mehr eine Insulinresistenz in den betroffenen Hirnarealen heraus. Manche sprechen hier schon von einer neuen Form, dem Typ-3-Diabetes."

Alzheimer mag ich nicht. Parkinson auch nicht. Ich mag lieber klare, helle Gedanken. Also füttere ich mein Gehirn mit Supertreibstoff. Mit Ketonkörpern. Praktisch: verzichte auf künstliche Kohlenhydrate. So „beruhigen wir das Gehirn" und „heilen Epilepsie". So wurde kürzlich eine Patientin mit Tourette-Syndrom (Tick, Grimassieren) geheilt. Und dass Ketonkörper, also Verzicht auf Kohlenhydrate, Ihr Gehirn fast überirdisch antreiben, wissen Sie dann, wenn Sie einmal gefastet haben. So nach dem dritten Tag. Noch nie habe ich so klar gedacht wie in dieser Zeit. Tja.

Mit Ketonkörpern „beruhigen" Sie die elektrischen Hirnströme. Mit Meditation machen Sie nichts anderes. Es gibt tatsächlich nur einige wenige wundervolle Prinzipien in der Medizin, Prinzipien im Leben. Können sehr gut beschrieben werden mit der Trias Bewegung – Ernährung – Denken.

EINFACH AUFWACHEN

No Carb – was heißt das für Sie? Essen Sie Ihren Antrieb. Lassen Sie die Müdigkeit weg. Lassen Sie leere Kohlenhydrate, lassen Sie Zucker weg. Der gibt für kurze Zeit Energie, um Sie dann in ein tiefes Loch zu stoßen. Der Blutzucker steigt stark an, um kurz wach zu machen. Dann fällt er genauso schnell in den Keller – und ihre Energie auch. Sie kennen das Auf und Ab bei Kohlenhydraternährung. Ihre Vorfahren kannten das nicht. Zucker und Mehl sind Erfindungen der letzten Jahrtausende. Menschen gab's aber schon vor etwa 1,8 Millionen Jahren. Deren Essen wird heute modern Paläodiät genannt.

MIGRÄNE ADE!

Im Forum stand kürzlich: „Nach 34 Jahren Migräne habe ich die Nase so gründlich voll. Ich war bei Neurologen, Ärzten, habe in meiner gestalttherapeutischen Ausbildung zig Therapiestunden wegen der Migräne gemacht, mein Innerstes aufgearbeitet. Es wurde eher mehr als weniger. Ich lese ja schon seit gut 13 Jahren alle Bücher von Dr. Strunz. Kann alles nachvollziehen, finde es gut und richtig – nur selber danach leben klappte einfach nicht. Nur etappenweise.

Ich schwankte also immer zwischen Low Carb und High Carb. 2-mal im Jahr nur Eiweißshakes eine Woche lang – meine Fastenwoche.

Und im letzten Jahr hatte ich so viel Migräne, dass ich es kaum beschreiben kann. 2–3 Attacken/Woche – je 2–3 Tage lang. Ohne Sumatriptan nicht auszuhalten.

Es zehrte an meinen Kräften. Selbst mein geliebtes Yoga konnte ich kaum noch machen, denn mit solchen Migräneattacken kann ich keine Asanas üben und schon gar nicht in Meditation gehen.

Vor 4 Wochen habe ich die Reißleine gezogen. Strunz-Diät Stufe 1 eine Woche lang und nun in der 3. Woche Stufe 2. Ich nehme NEMs, gehe täglich in 2 Abschnitten 1,5 Stunden walken (sind gleichzeitig Hunderunden).

Migräne hatte ich in den ersten 2 Tagen ... dann nicht mehr. Ich werde mich bis Ostern weiterhin auf Stufe 2 testen und hoffe, es bleibt so ruhig in meinem Kopf."

Was ist hier passiert? Meist hilft hier Magnesium. Magnesium, das Salz der inneren Ruhe. Weil es tatsächlich ruhig macht, Blutgefäße auch im Kopf entspannt, weit stellt und – wie viele von Ihnen wissen – besser schlafen lässt.

Manchmal ist das zu wenig. Dann muss man die Migräne, also die wirren, ungeordneten Ströme, die sich wie Blitze im Gehirn entladen, ruhig stellen. Nach dem Prinzip der Epilepsiebekämpfung. Der gleiche Gedanke. Wenn Sie Ihr Gehirn einmal nicht mit Zucker, sondern mit Ketonkörpern ernähren, werden die Gehirnströme messbar langsamer, ruhiger und ... Migräne ade! Hier jedenfalls hat es geholfen.

HASHIMOTO GELINDERT

Auch diese Mail von heute möchte ich Ihnen nicht vorenthalten: klare Gedanken, klare Sprache, jähes Verständnis. Da hat ein Mensch zugehört und mit ungewöhnlich wachem Verstand umgesetzt. Ergebnis?

„Vor fast zwei Jahren kam ich wegen meiner Unfähigkeit abzunehmen

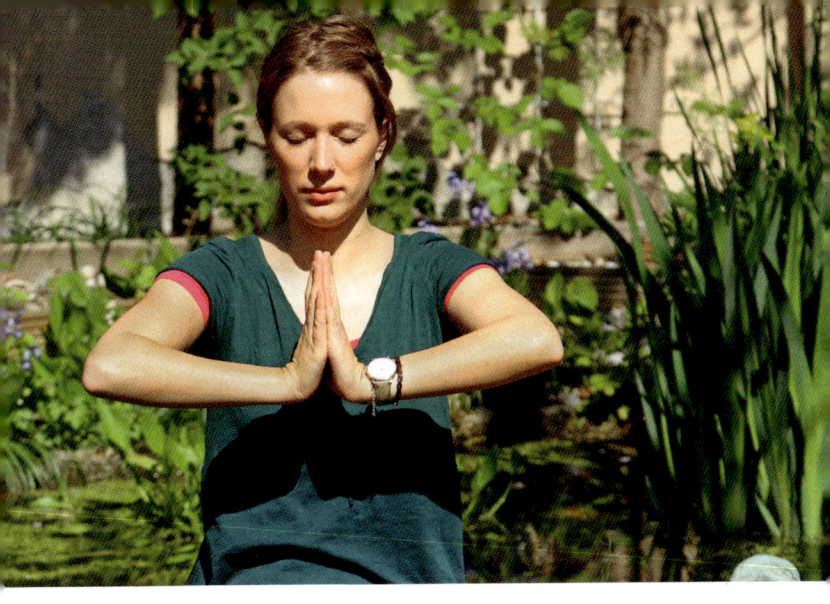

zu Ihnen. Dass ich zwei Wochen nach meinem Termin wieder in Kleidergröße 36 passte, wurde zur Nebensache. Denn viel wichtiger war, dass ich durch das gezielte Auffüllen meiner Defizite mit Nahrungsergänzungsmitteln und ketogener Ernährung (bedeutet für mich ca. 20 g KH pro Tag) endlich die Symptome meines Hashimotos losgeworden bin. Dieser Hashimoto hatte viele Jahre lang Pingpong mit meinem Körper, aber vor allem auch meiner Seele gespielt."

Hashimoto ist eine Autoimmunerkrankung, die die Schilddrüse zerstört. Wer das hat, weiß, warum das Leben mühsam ist, traurig ist, träge ist … Und der fühlt sofort, was ketogene Ernährung für Körper und Seele bedeutet.

KEIN DIABETES MEHR

Die amerikanischen Ureinwohner, also die Indianer, sind besonders anfällig für die Diabeteskrankheit. Man spricht von einer epidemischen Ausbreitung. Einer, der sich hier besonders gut auskennt, ist der kanadische Arzt Dr. Jay Wortmann. Der betreut sie. Hat sogar einen Dokumentarfilm „My big fat diet" gedreht. Er wusste „… aber auch, dass frisch

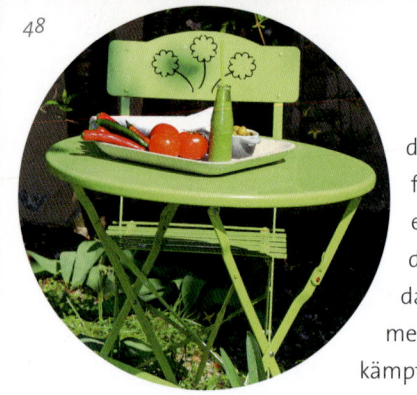

diagnostizierte Typ-2-Diabetiker fast immer sofort Medikamente erhielten, weil es so schwierig war, die Lebensweise anzupassen, und dass die meisten selbst mit Medikamenten um normale Blutzuckerwerte kämpften und oft scheiterten".

Oft scheiterten. Praxisalltag in Deutschland. Völlig normal. Davon ernähren sich viele, viele Firmen, die Blutzuckermessgeräte oder Teststreifen herstellen, und viele, viele Diätberatungsstellen und viele, viele Betreuer dann, wenn die Diabetiker schlussendlich blind geworden sind oder ein Bein verloren haben.

Jetzt kommt's: Dr. Jay Wortmann (52) war eines Tages fassungslos (seine Worte). Weil er bei sich selbst Diabetes Typ 2 feststellen musste. Denke ich mir: Tja ja. 1,75 m groß, 84 kg schwer. Glaubt der, darüberzustehen? Ja, das glaubte der: „Als Arzt glaubt man, immun gegen Krankheiten zu sein, die man bei anderen diagnostiziert und behandelt." Er wollte die Vorzeichen einfach nicht wahrhaben: Er war ständig müde, nachmittags zeitweise todmüde, musste nachts aufstehen und Wasser lassen, der Blutdruck stieg, und er hielt dies alles für „den natürlichen unausweichlichen Alterungsprozess".

Mit 52! Meines Wissens bin ich mit 58 in einem Jahr durch den Ironman Roth, den Ironman Zürich und den Ironman Hawaii gehuscht. Nix unausweichlicher Alterungsprozess. Typisch dummes Geschwätz sogar und besonders von Ärzten.

Heute, mit 59 Jahren, ist Dr. Wortmann wieder topfit und gesund. Mit einem simplen Trick. Den er auf der Universität nicht gelernt hatte. Den er bei seinen Patienten nicht praktiziert hatte. Denen gab er Tabletten. Er selbst wollte das nicht. Er hat sich geheilt mit Nettokohlenhydrate pro Tag: 20–30 Gramm.

Heißt in unserer Sprache: null Kohlenhydrate. Absolut null. Sie verstehen: Alles unter 50 Gramm täglich gilt als No Carb. Denn ganz lassen Kohlenhydrate sich niemals vermeiden. Dr. Wortmann, sein Körper und sein Gehirn, leben also von Ketonkörpern. Leben in der Fettverbrennung. Haben keine überflüssigen Blutzuckerschwankungen mehr. Und schon gar keinen Diabetes.

PS: Offenbar hat keiner der leitenden Professoren unserer DGE Diabetes. Sonst wüssten die um solche Zusammenhänge.

KREBSZELLEN AUSHUNGERN

Wir wissen, weltweit erkrankt jeder dritte Mensch an Krebs. Und: Wir wissen dank dem deutschen Nobelpreisträger Otto Warburg seit 1924: Krebszellen essen Zucker. Nur Zucker.

Am deutschen Krebsforschungszentrum hat Dr. Coy das Enzym TKTL1 nachgewiesen, das die Basis dieses von Warburg beschriebenen veränderten, nämlich reinen Zuckerstoffwechsels darstellt. Und Dr. Coy schlägt prompt eine „Ernährung gegen Krebs" vor. Logischerweise möglichst wenig Glukose, also Kohlenhydrate, dafür ein hoher Anteil an „speziell zusammengesetzten Ölen sowie biologisch hochwertigen Proteinen". Damit würden, so Dr. Coy, gezielt gesunde Zellen mit Energie versorgt, während Tumorzellen mit ihrem hohen Glukoseverbrauch ausgehungert werden.

Diese TKTL1-Ernährungstherapie fordert also das Weglassen von „glukose- und stärkehaltigen Lebensmitteln, wie in erster Linie Brot, Teigwaren wie Nudeln, Kartoffeln, süßem Obst, zuckerhaltigen Getränken, vielen herkömmlichen Süßwaren und Konfitüren". Mein Kommentar: Ja, da schau her! Ketogene Kost hungert den Krebs aus.

Und gegessen werden sollen hochwertige Öle, wie Olivenöl, Fischöl. Und hochwertige Proteine. Wertvolles Wissen. Bitte vergessen Sie nie: Jeder dritte Deutsche erkrankt an Krebs. Krebs ist eine Volkskrankheit. Warum? Und bitte vergessen Sie genauso wenig: Eskimos essen ausschließlich Eiweiß und Öl. Ausschließlich und ihr ganzes Leben. Und bei ursprünglich

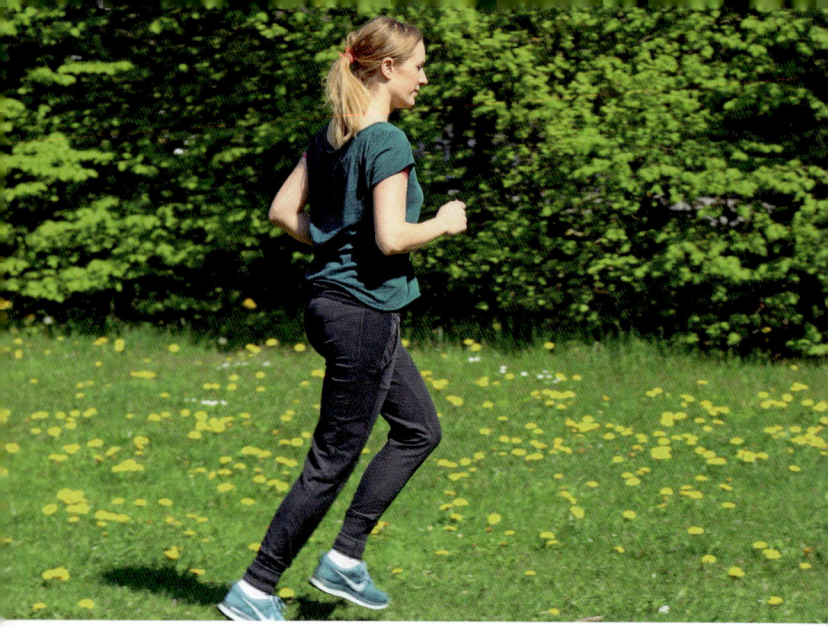

lebenden Eskimos gibt es, so lesen wir, keine Krebserkrankungen. Na, so ein Zufall.

Der Gedanke ist nicht neu: Dr. Johanna Budwig verschrieb die „Öl-Eiweiß-Kost" in den 1950er-Jahren – und wurde ausgelacht, obwohl sie viele Leben verlängerte. Der Mensch braucht halt immer erst die Wissenschaft, die alles am besten mit genetischen Methoden beweist … und jetzt wird es für die Naschkatzen noch härter …

EINFACH WEGLAUFEN

Kürzlich erzählte mir eine Patientin die Geschichte von einer Frau mit Brustkrebs und Lebermetastasen – und ihrem von Ärzten ausgesprochenen Todesurteil: Sie haben noch sechs Monate. Das war unvorsichtig von den Ärzten. Denn: Die Patientin ist sogar während der Chemotherapie unbeschwert viel gelaufen. So was haben die sicher noch nicht gehört. Sie läuft täglich, meditiert selbstverständlich. Und Kohlenhydrate nimmt sie ernst. Todernst. Wiegt alles aufs Gramm genau ab. Und was passiert?

Nach der Chemotherapie selbstverständlich immer noch Lebermetastasen. Wie vorausgesagt. Aber: Zwei Jahre später, mit dieser anderen Lebensweise ... völlig gesund. Bewiesen mit Kernspin: keine Metastasen mehr, kein Krebs mehr, absolutes Wohlbefinden. Die hat den Zucker verbrannt. Ist dem Krebs buchstäblich davongelaufen. Hat ihn ausgehungert.

SCHNELLER OHNE ZUCKER

Absolut neu. Angeblich. Naturvölkern natürlich schon immer bekannt. Heute neu entdeckt von Molekularbiologen. Die Tatsache nämlich, dass sich die Mitochondrien (also die Kraftwerke in Ihren Zellen) in immer kleinere Einheiten aufteilen und schlechter arbeiten und mehr Sauerstoffradikale bilden, wenn Zellen viel Zucker verstoffwechseln. Umgekehrt bewirken Ketonkörper eine Neubildung und verbesserte Funktion von Mitochondrien" (Zitat Prof. U. Kämmerer).

Also noch einmal ganz langsam: Wenn Sie trainieren, jeden Tag trainieren für den Marathon, für den Triathlon ohne das typische Müsli, ohne die typischen Nudeln, ohne die ständige Kohlenhydratüberladung Ihres Körpers, dann rennen Sie mit Ketonkörpern. Also im Fettstoffwechsel. Und diese Ketonkörper „bewirken eine Neubildung und verbesserte Funktion von Mitochondrien".
Finde ich aufregend. Hat zwar jeder Eskimo, jeder Indianer, jeder Schwarzafrikaner sein Lebtag lang gewusst, aber ... wir deutschen Sportler brauchen eben ein bisschen.
Heißt praktisch: Trainieren Sie ohne Kohlenhydrate. Dann bilden Sie mehr Kraftwerke in Ihren Muskelzellen und werden schneller. Werden ausdauernder. Verbessern Ihre Marathonzeit.
Glauben Sie immer noch nicht? Fragen Sie einfach Jan Fitschen. Der hat's 2012 mit immerhin 35 Jahren erstmals verstanden und praktiziert. Resultat: persönliche Bestzeit, 2:13:10 h.

LAUFEN UND DENKEN

… wird im Wettkampf immer schwieriger. Wissen manche von Ihnen. Wenn man an der Obergrenze seiner Möglichkeiten rennt, Rad fährt, schwimmt, schaltet das Gehirn ab. Einfachste Rechenaufgaben werden unmöglich. Auch nur die Uhr abzulesen erfordert Anstrengung. Weil ich diese Unfähigkeit, unter höchster körperlicher Anstrengung logisch oder normal zu denken, selbst erlebt habe, hab ich sie immer bewundert und beneidet. Die Biathleten. Wie machen die das? Wie können die sich mit Puls 180 und höher dem Schießstand nähern und dann fünf Schüsse ins Schwarze abgeben? Voll konzentriert?

Nun ja: Da gibt es offenbar Unterschiede. Einige wenige können es, viele andere können es eben gerade nicht. Die schießen daneben. Der Unterschied ist sogar biochemisch erklärbar. Durch bestimmte Moleküle im Gehirn.

Darauf gekommen sind wir durch KetoCal. Eine Kunstnahrung mit nur 3,3 Prozent Kohlenhydraten, also praktisch kohlenhydratfrei, zur Behandlung der Epilepsie. Wer auf Kohlenhydrate praktisch völlig verzichtet, wie wir das tun, füttert sein Gehirn nicht mehr wie der Normalbürger mit Glukose, mit Zucker, sondern mit Ketonkörpern, die aus Fett entstehen. Aus evolutionärer Sicht war dies ein normaler, aber lebenswichtiger Zustand bei unseren Jäger-und-Sammler-Vorfahren. Denn da die gebildeten Ketonkörper eine stabilisierende und angstlösende Wirkung auf das Gehirn haben (siehe Behandlung Epilepsie), trug dies wesentlich dazu bei, dass der Erfolg des Jägers und Sammlers auch in entscheidenden, lebensbedrohlichen Situationen nicht durch Unsicherheit und Angst gefährdet wurde. Das ist heute, im Zeichen der Brot- und Kartoffelkultur, vergessen.

„Nicht nur in Sportarten wie dem Biathlon, bei dem man beim Schuss hoch konzentriert eine Kombination aus geringer Muskeltätigkeit mit hoher geistiger Anspannung ausführen muss, profitieren Sportler von der leistungssichernden Wirkung von Ketonkörpern. Auch die Fähigkeit,

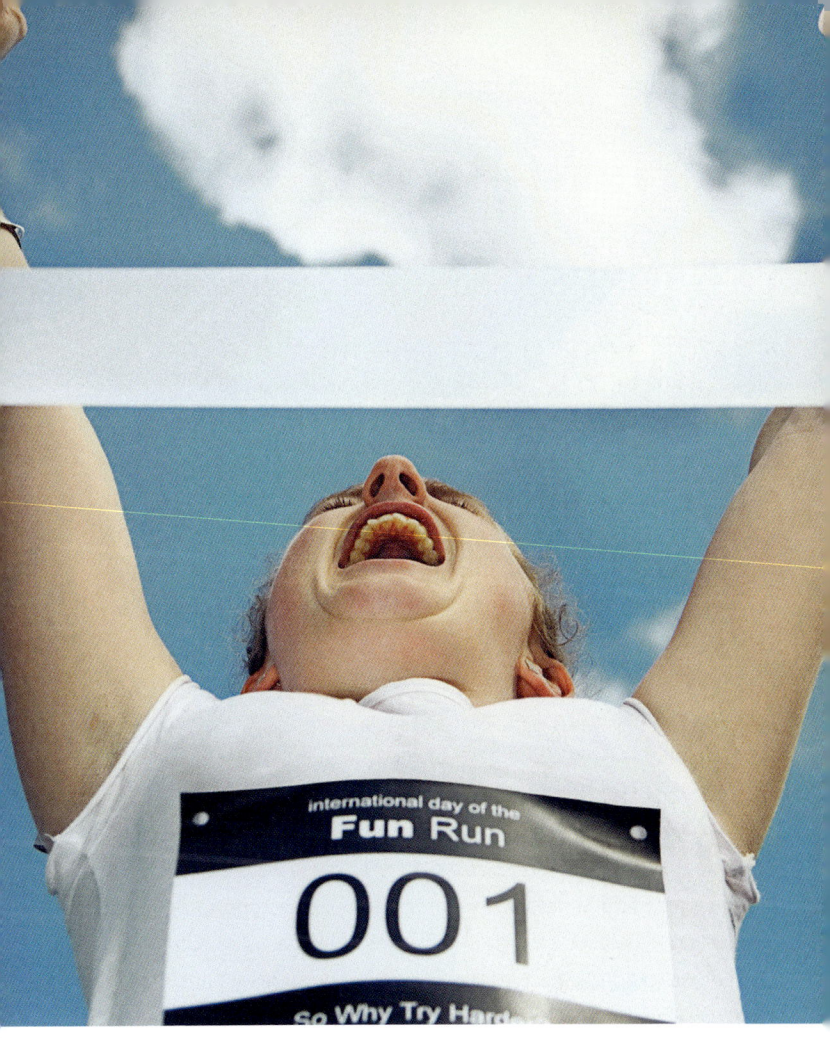

bei hohen Laktatwerten gute geistige Leistungen zu erbringen, hängt genau von dieser metabolischen Adaption des Sportlers ab." (Zitat Dr. Coy.)

Vielleicht lohnt es sich ja doch, den eigenen Fettstoffwechsel zu trainieren. Sprich: leere Kohlenhydrate in den Mülleimer zu werfen, wo sie hingehören, und dann den Körper fröhlich zu bewegen. Zu trainieren. Scheint auch dem Gehirn gut zu bekommen.

Ketogen heißt: von der Ameise zum Adler

Der Seeadler hat eine Flügelspannweite von 1,5 m, wiegt aber nur 3 kg. Die Spannweite hätten Sie ja schon: Breiten Sie einfach Ihre Arme aus. Aber das Gewicht ... Ich weiß nicht.

Das wäre wohl nicht das Leistungsgewicht, das dem Adler die souveräne Leichtigkeit des Seins verleiht.

Da müssten Sie was dran tun. Wie geht man vor? Indem man Fett verbrennt. Wo? In den Muskeln. Also gilt es, Muskeln zu produzieren. Nur: Muskeln allein nützen wenig. Die müssen durchblutet sein, die müssen Sauerstoff bekommen, um Fett zu verbrennen. Also müssen sie bewegt werden. Nennen wir Joggen. Schwimmen. Radfahren. Dabei entstehen dann auch mehr Kraftwerke in den Muskelzellen. Beschleunigt die Fettverbrennung. Nennt der Fachmann: erhöhte Beta-Oxidation. Und wenn Sie dann noch Sprints einlegen, verlängern Sie Ihre Telomere, werden Sie jünger und gesünder. Telomere sind ein wunderbares Maß für Gesundheit und ein langes Leben. Schutzkappen an den Enden Ihrer Chromosomen. Diese Schutzkappen schwinden im Laufe der Jahre – bei jeder Zellteilung ein Stück – und wenn sie aufgebraucht sind, stirbt die Zelle. Und mit ihr der Mensch.

Wir wissen heute: Die Länge Ihrer Telomere ist verknüpft mit Ihrer Gesundheit. Die typischen Zivilisationskrankheiten treten umso häufiger und umso eher auf, je stärker Ihre Telomere verkürzt sind. Schlussfolgerung ist klar: Ich hätte die Dinger gerne so lang wie möglich.

INNERER ANTRIEB

Ein weiteres Prinzip, um von der Ameise zum Adler aufzusteigen, heißt innerer Antrieb. Wird uns in der Tierwelt vorbildlich vorgelebt vom Adler, vom Tiger, vom Hai. Den ungekrönten Königen in ihrem Reich. Aggressiv. Innerer Antrieb. Weshalb gerade die? Die Antwort heißt Phenylalanin. Eine Aminosäure. Wird von den Tieren gefressen. Mit jedem Bissen Fleisch.

Und aus Phenylalanin wird, wie Sie wissen, Noradrenalin. Das positive Stresshormon. Glückhafter, innerer Antrieb.

Genau das, was wir uns mit jeder Zigarette (Nikotin), mit jeder Tablette Amphetamin, mit jeder Linie Koks, also Kokain, herstellen. All diese Stoffe produzieren nichts weiter als Noradrenalin.

Haben Adler, Tiger, Hai nicht nötig: Die fressen Fleisch und produzieren sich dieses Wunderhormon selbst. Deutschland hat's ganz langsam gelernt: Wie ich im Januar erfahre, ist der Fleischkonsum der Deutschen angestiegen. Aber nur im homöopathischen Bereich. Nicht merkbar. Sie brauchen nur einmal auf der Hauptstraße in das Gesicht Ihrer Mitmenschen zu blicken. Innerer Antrieb?

Oder bei Ihren Mitarbeitern. Schon morgens früh um acht. Innerer Antrieb? Dabei kannten wir den Trick doch schon Tausende von Jahren. Von der US-Regierung 1936 beschrieben. Die haben peinlich genau die Eskimos studiert. Sich gewundert, dass man dort keine Krankheiten fand. Und haben wörtlich festgestellt, Eskimos würden „fünf bis zehn Pfund Fleisch täglich" essen. Keinen Zucker.

Dabei wusste man das schon 50 Jahre vorher: Dr. Schwatka, ein Kavallerieoffizier, hat mal eine verschollene Expedition in der Hudson Bay gesucht. 1881. Zwei Jahre lang. Hat dort mit seinen Eskimobegleitern 5 000 km zurückgelegt. Am Tag durchaus 120 km. In seinem Expeditionsbericht lesen wir ganz genau, was er gegessen hat: „Robbenfleisch, Karibufleisch, Fisch", In den ersten 2 Wochen war er sehr schlapp unterwegs, dann aber

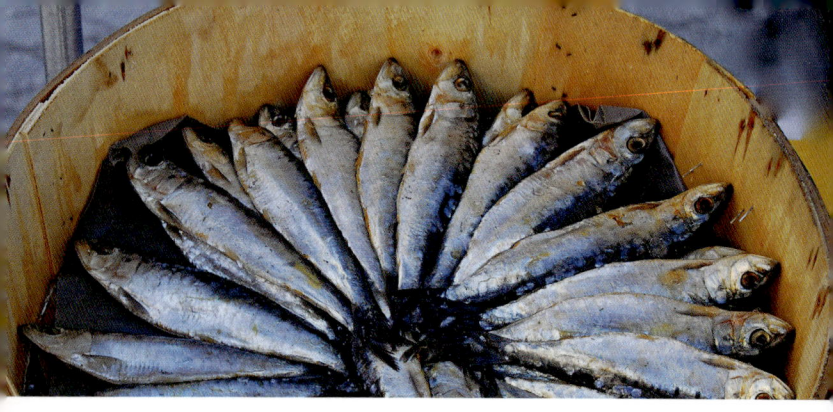

„zäh, unermüdlich und mit beneidenswertem Antrieb". Sonst hätte er das gar nicht geschafft. Phenylalanin.

Vom Adler, vom Tiger, vom Hai können wir also lernen, dass man die wichtigste Eigenschaft der Welt der Leichtigkeit und Mühelosigkeit, nämlich den inneren Antrieb, die Motivation, die Power ... essen kann. Und wie macht's das Reh? Mein Vorbild? Das Reh macht's genauso wie der Kampfstier in Spanien. Das frisst Gras. Und Kräuter. Also Zellulose. Sie wissen ja vielleicht, dass diese Tiere in ihrem Magen pfundweise Bakterien beherbergen, die diese Zellulose in Fett zerlegen. Und selbst als Eiweißquelle dienen. Raffiniert! Keine Spur von Nudeln, Brötchen oder Kartoffeln. Ausschließlich Fett und Eiweiß. Der Kampfstier macht's also genauso wie der Tiger. Die sind alle in der Ketose. Und den inneren Antrieb meiner Rehe darf ich jeden Tag vor meinem Haus beobachten: Wie die herumspringen, neugierig mal hierhin, mal dorthin huschen ... beneidenswert.

VITAMINE

Kurz und gut: Künstliche, leere Kohlenhydrate sind überflüssig. Und die Vitamine, fragen Sie?

Ja, was glauben Sie, wie die Eskimos ihren Fisch, ihre Robbe essen? Roh natürlich. Was glauben Sie, wie die zwei Forscher im Krankenhaus in New York das Jahr über gefüttert wurden? Mit kurz angebratenem, praktisch rohem Fleisch. In rohem Fleisch finden Sie die höchste Vitaminkonzentration, die Sie in der Natur bekommen. Mit jedem Bissen werden Sie maximal versorgt. Zwangsläufig haben Ihre Vorfahren 20-, 30-mal mehr Vitamine zu sich genommen, als Sie es heute tun.

Wenn Sie ein möglichst einprägsames Schlagwort suchen, um richtiges Essen allumfassend zu beschreiben, dann dürfte das sein: „Essen Sie Leben!" Leben! Was ist damit gemeint? Nehmen Sie einen Apfel. Stecken Sie den in den Boden und warten Sie, dann wächst daraus ein Apfelbäumchen. Sehen Sie: Der Apfel enthält alles, was Leben braucht. Der Apfel ist Leben. Auch noch im Smoothie. Was machen Sie? Apfelkuchen. Einverstanden. Schmeckt. Nehmen Sie ein Stück Apfelkuchen, verbuddeln Sie's und warten Sie. Da wart's lang …

Gemüse, Obst, Gräser, Blätter – essen Sie so viel wie möglich roh. Idealerweise auch Fleisch und Fisch.

Ich vertrag kein Tartar. Ich mag kein Sushi, obwohl die Japaner natürlich völlig recht haben: Die essen Leben. Prompt sind die Japaner das langlebigste Volk unter den „Zivilisierten". Weil auch Sie wohl nicht von rohem Fleisch leben möchten, mein Kompromissvorschlag: 20 zu 80.

20 Prozent gares Fleisch, 80 Prozent Gemüse, Obst, um genug Vitamine zu bekommen. Und dann natürlich: „Trinken Sie Leben" Was damit gemeint ist? Zeigt Ihnen jedes Reh. Gucken Sie einfach zu, wenn Rehe trinken … Wasser. Pur. Hinter den zwei Merksätzchen „Essen Sie Leben" und „Trinken Sie Leben" steckt das Wort Epigenetik. Steckt der gute Rat: Leben Sie genetisch korrekt. Und das betrifft auch das Essen. Genetisch korrekt, also Ihren Genen angepasst: Das ist richtiges Essen.

EPIGENETIK

Kann man Richtig und Falsch tatsächlich unterscheiden? Jedes deutsche Medium wird hier widersprechen: Es gäbe doch immer viele verschiedene Möglichkeiten. Viele Wege führen nach Rom usw. Tja. Wer entscheidet? Kann ich Ihnen sagen:

Fliegen Sie mal mit nach Hawaii. Gucken Sie sich dort die 2 000 Modellathleten an. Wie die sich bewegen, mit welcher Dynamik, mit welcher Leichtigkeit, wie deren Augen blitzen, wie achtsam die miteinander umgehen … Das nenne ich richtig. Das ist das Ziel. Da entfällt jede Philosophie oder Ideologie. Die Athleten wissen um die Epigenetik. Und das Schönste daran: Epigenetik ist heute messbar. Wir können „richtig" festmachen an der Länge der Telomere. Wenn Ihre Zellen sehr schnell sterben, ständig krank sind, also die Telomere sich rasch verkürzen, dann ist das … falsch. Und das Gegenteil ist richtig: Je länger Ihre Telomere, desto jünger bleiben Sie, und desto gesünder sind Sie. Den Zusammenhang hat uns die Nobelpreisträgerin Blackburn 2009 bewiesen.

QUINTESSENZ

Lassen Sie mich bitte zusammenfassen: Den inneren Antrieb, unerlässlich für mehr Leichtigkeit und Lebensfreude, können Sie sich schenken lassen durch Antriebshormone. Und die entstehen aus Phenylalanin, also aus Eiweiß. Finden Sie in unseren Keto-Shakes.

Wenn Sie dann auch noch auf die überflüssigen künstlichen Kohlenhydrate verzichten, verzichten Sie auch auf Zivilisationskrankheiten. Vom Herzinfarkt bis zum Krebs. Alles beweisbar, auch wenn sich dieses Wissen erst langsam durchsetzen wird. Starten Sie mit den Keto-Shakes.

Durch das „Essen Sie Leben", also sehr viel mehr Vitamine, verlängern Sie Ihre Telomere, damit die Lebensdauer Ihrer Zelle, damit Ihr eigenes Leben. Für viele einzelne Vitamine längst bewiesen. Und durch den Verzicht auf Kohlenhydrate, also erneut durch genetisch korrektes Essen, schaffen Sie sich mehr Mitochondrien und damit mehr Ausdauer.

Zwei Begriffe also sind's, die Sie in den Himmel führen. In die Welt, in der Ihnen buchstäblich Flüglein wachsen. Die Welt der Leichtigkeit, der Mühelosigkeit, der inneren Heiterkeit: Bewegen Sie sich.

Essen Sie Leben, trinken Sie Leben. Und das steckt in unseren Keto-Drinks.

Prost Leichtigkeit des Seins …

HÄTTEN SIE'S GERN NOCH EIN BISSCHEN UNBEQUEM?

> Der BMI und die Jugend Ihrer Zellen sind verknüpft: Je höher der BMI, desto kürzer Ihre Telomere, und desto schneller schrumpfen sie auch. Bewiesen 2012.

> Rauchen verkürzt Ihre Telomere. Und damit Ihr Leben. Verschafft Ihnen Krankheiten. Wussten Sie zwar schon, aber dieser Zusammenhang wurde 2012 biochemisch bewiesen: Man hat einfach Telomere von Rauchern und Nichtrauchern gemessen. Frappierender Unterschied.

> Mehr Stress heißt kürzere Telomere. Mehr Stress ist also epigenetisch nicht korrekt. Erzählt Ihnen jedes Reh: Wenn es gefressen hat, liegt's im Gebüsch und döst. Kaut wieder. Tritt innerlich weg. Das Gehirn ist mit seinen Wellen im entspannten Alpha-Zustand. Der Zusammenhang Stress und kürzere Telomere ist messbar.

> Höhere Ausdauer heißt längere Telomere. Oh! Ausdauertraining lohnt sich: Läufer haben längere Telomere. Bewiesen von Professor Ulrich Laufs 2009.

> Mehr Mitochondrien, mehr Kraftwerke in den Zellen bekommen Sie geschenkt durch entweder Joggen, also höhere Ausdauer, oder aber durch Ketonkörper. Durch ketogene Ernährung. Durch Verzicht auf künstliche Kohlenhydrate. Heißt ganz praktisch: Wenn Sie nach dem Training eben mal nicht gleich wieder Ihren Apfelsaft trinken, sondern noch ein paar Stunden keine Kohlenhydrate zu sich nehmen, also nur Ihren Eiweißshake, dann wachsen in diesen paar Stunden nach dem Training die Mitochondrien besonders schnell. Und Sie bekommen sehr rasch wirkliche Ausdauer (Kämmerer 2012).

Prost Gesundheit!

30 LECKERE NO-CARB-SMOOTHIES

• • •

Sie wollen endlich ausprobieren, wie sich gesundes Heilfasten anfühlt? Dann mixen Sie die bunten Smoothies. Auf den folgenden Seiten finden Sie süße und herzhafte Keto-Drinks mit nicht mehr als 6 Gramm Kohlenhydrate pro Portion. Wählen Sie einfach, was Ihnen schmeckt.

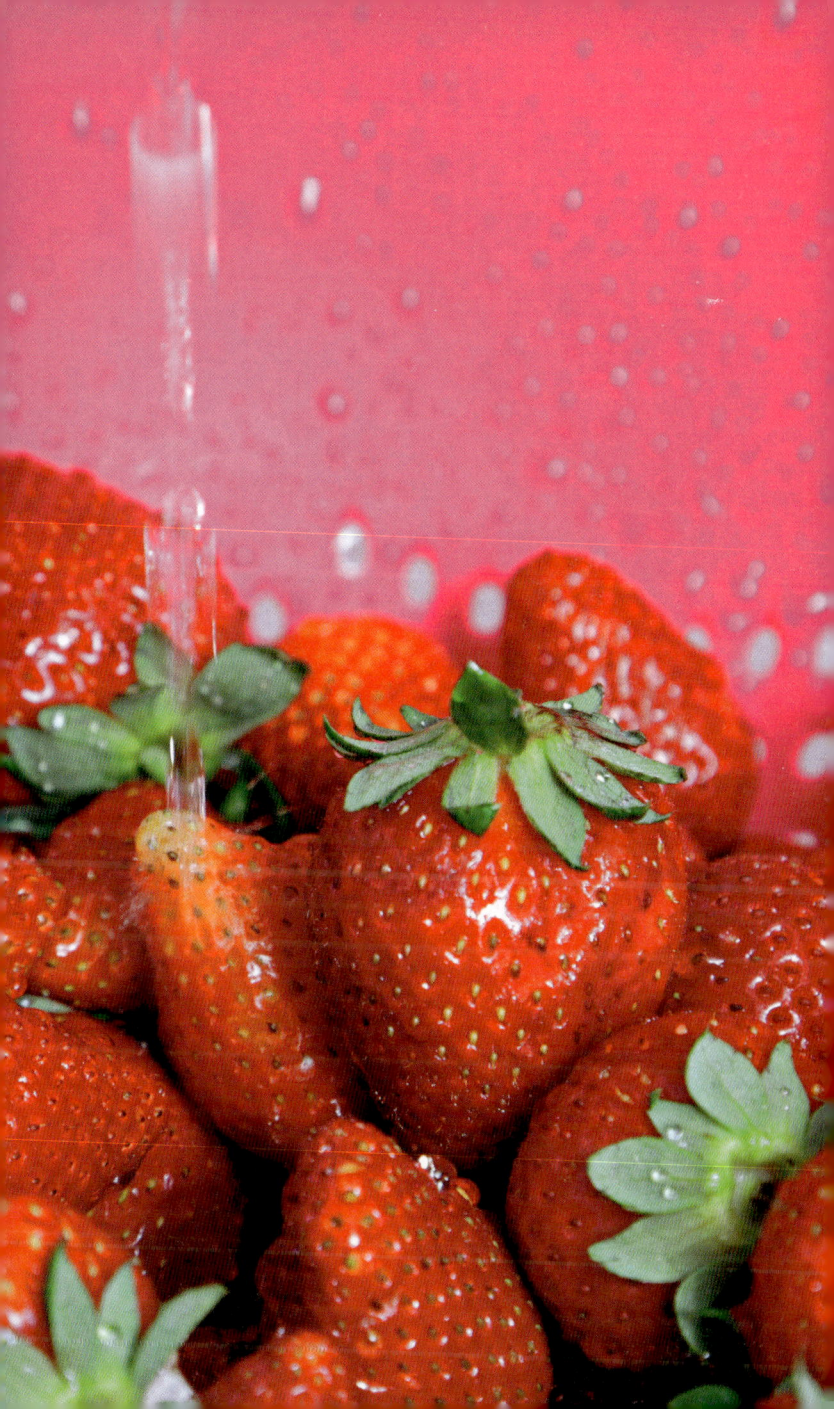

Auf einen Blick – so geht's

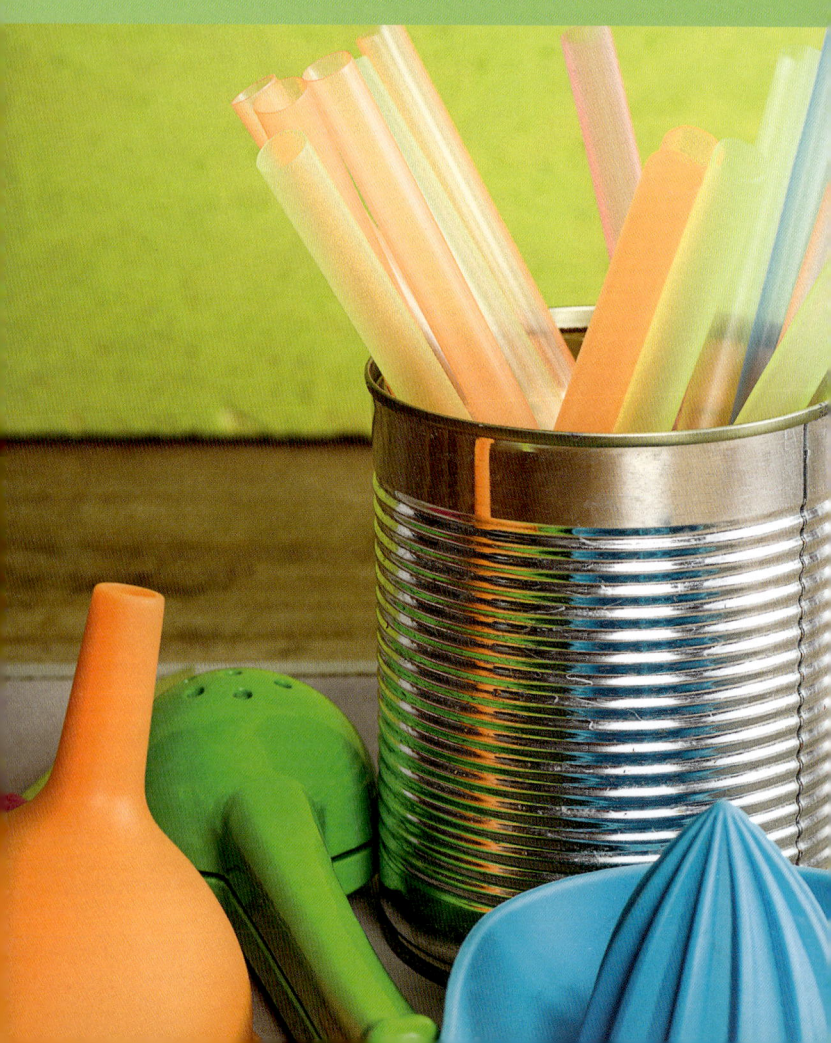

1. WOCHE: 20 GRAMM KOHLENHYDRATE PRO TAG

MIXEN Sie sich drei Drinks pro Tag. Essen Sie die No-Carb-Snacks von Seite 27. TRINKEN Sie ganz viel. Mindestens 3 Liter pro Tag. Das schützt davor, dass die Ketonkörper uns sauer machen. Trinken Sie Wasser, Tee und wer will ein Tässchen Kaffee. Schwarz versteht sich. Hat auch 1 Gramm Kohlenhydrate. BEWEGEN Sie sich täglich mindestens 30 Minuten. Walken, Joggen, Radeln – je nach Kondition. Dazu: Zwei mal die Woche ein High-Intensity-Training (HIT) für die Muskeln. ENTSPANNEN Sie sich täglich. Meditieren Sie, funktioniert auch in Laufschuhen. SEILHÜPFEN. Ideal. Immer wenn schlechte Laune aufkommt – und das passiert die ersten beiden Tage schon häufiger –, hüpfen Sie. Die Bewegungen nach oben machen Ihnen gute Laune. Sie können natürlich auch den Boxsack vermöbeln.

2. BIS 4. WOCHE: 50 GRAMM KOHLENHYDRATE

Mixen Sie sich zwei Keto-Drinks, und essen Sie einmal am Tag was „Richtiges" mit ca. 30 Gramm Kohlenhydraten. Zwischendurch – wenn wirklich Hunger aufkommt – bedienen Sie sich bei den Snacks auf Seite 27. Auch hier: viel Trinken, gut bewegen, immer wieder entspannen.

AB 5. WOCHE: 2 GRAMM KOHLENHYDRATE PRO KILO KÖRPERGEWICHT

… aber nicht mehr als 150 Gramm Kohlenhydrate pro Tag. Smoothies bringen Sie fit in den Tag – und gut über Zeiten, in denen Sie keine Zeit zum Kochen haben. Sie lassen sich wunderbar vorbereiten und mitnehmen. Ab nun darf man ruhig auch mal schlampern. Heißt: Einmal täglich so richtig Kohlenhydrate, ihre geliebten NUDELN – und den Rest des Tages No Carb. Der Körper übt und wird immer besser.
Weiterhin viel trinken, täglich bewegen, regelmäßig entspannen.

Aus der Smoothie-Trickkiste

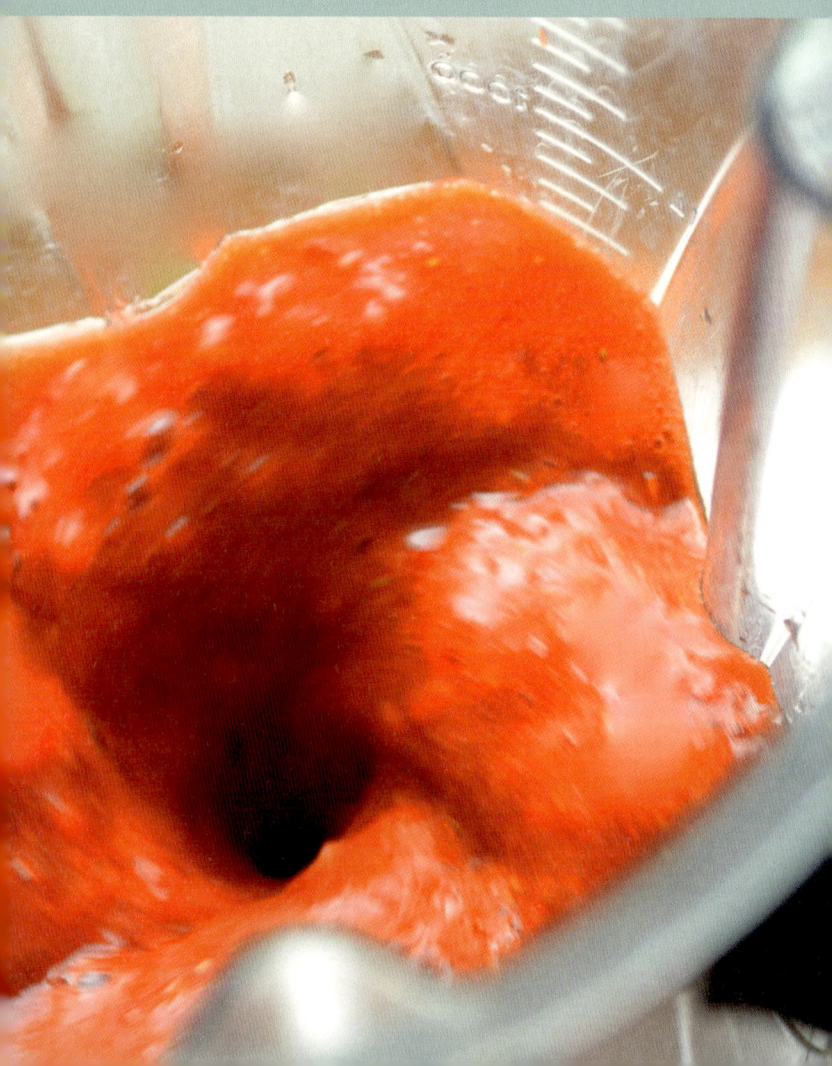

Ein Standmixer ist das Herzstück der Drinkküche. Mit Elektromotor im Standfuß und einem Mixbehälter aus Edelstahl, Glas oder transparentem Kunststoff. Auf dem Boden rotieren 3-, 4- oder 6-flügelige Edelstahlmesser oder ein Schneidsystem mit 2 mehrflügeligen Messern.

> Haushaltsmixer: Schaffen bis zu 10 000 Umdrehungen pro Minute und eine Leistungsaufnahme bis 1 000 Watt. Eignen sich am besten für Drinks aus flüssigen und halbfesten Zutaten.

> Hochleistungsmixer: Geräte mit genügend Power schaffen 18 000 Umdrehungen pro Minute – die Königsklasse sogar bis zu 38 000 Umdrehungen, Leistung bis zu 1 500 Watt. Dank der scharfen, stabilen Messer werden selbst hartfaserige Zutaten inklusive Schale, Kerne, Steine, Stiele (zum Beispiel Nüsse, Mandeln, Brokkoli oder gefrorene Zutaten) feincremig püriert und optimal zerkleinert. Super für die Vitalstoffe– durch die kurze Mixzeit werden sie geschont.

GUT, BESSER – NEIN, NUR AM BESTEN

> Die Zutaten sollten frisch, reif und makellos sein. Möglichst Gemüse und Obst aus kontrolliert biologischem Anbau verwenden, die aus der Region stammen und à la saison geerntet wurden. Somit enthält der Smoothie eine Fülle an wertvollen und leicht verfügbaren Vitalstoffen. Optimal sind Produkte aus dem eigenen Garten, vom Wochenmarkt, aus dem Bioladen oder von einem Gemüsehändler Ihres Vertrauens.

> Die Drinks am besten frisch zubereiten und sofort trinken, weil während der Lagerung wertvolle Vitamine verloren gehen. Wenn´s nicht anders geht: Drink in ein verschließbares dunkles Glas oder eine Flasche mit Deckel füllen und im Kühlschrank maximal 48 Stunden aufbewahren. Einen Drink „to go" können Sie aber ohne Weiteres am Vorabend zubereiten und über Nacht kühlen.

SO GEHT´S BEIM MIXEN WIE GESCHMIERT

> Zuerst die weichen und flüssigen Zutaten in den Mixbehälter füllen, dann erst die stückigen oder härteren Zutaten nach und nach dazugeben.

> Größere Stücke klein schneiden, bei einem weniger leistungsstarken Gerät die Zutaten noch kleiner schneiden. So entsteht beim Mixen schnell ein Strudel, der alle Zutaten rundherum erfasst.

> Falls der Mixer blockiert oder droht, heiß zu laufen: Gerät ausschalten und den Inhalt vorsichtig mit einem Kunststoffspatel umrühren. Eventuell noch etwas Flüssigkeit zugießen.

> Den Mixbehälter immer mit dem passenden Deckel verschließen, damit die Zutaten nicht herausspritzen können.

> Den Mixer so lange laufen lassen, bis alle Zutaten fein püriert sind. Wichtig: Erst bei niedriger Drehzahl mixen, dann rasch auf höchste Stufe schalten, damit der Smoothie schnell und schonend gemixt wird.

> Leistungsschwache Geräte mit „harter" Füllung nicht nonstop laufen lassen – besser zwischendurch immer wieder ausschalten, damit der Mixer abkühlen kann und nicht überhitzt.

> Was tun, wenn nicht alle Mandeln, Nüsse und Kerne feincremig zerkleinert wurden? Am besten esslöffelweise Öl zufügen oder die Masse mit einem Spatel durchrühren und noch mal durchmixen.

> Damit der Mixer beim Zerkleinern von gefrorenen Fruchtstücken oder großen Eiswürfeln nicht blockiert, die Früchte erst ein paar Minuten antauen lassen oder etwas Flüssigkeit zugießen. Vor allem bei einem weniger leistungsstarken Mixer: Die Eiswürfel vorher unbedingt zerkleinern. Dazu in ein Tuch einwickeln und mit einer Teigrolle zerschlagen oder durch die Eismühle (Ice Crusher) drehen.

> Am besten immer gleich 2 bis 3 Portionen mixen. Wenn die Menge zu klein ist, kann es sein, dass ein Teil der Zutaten an die Wände des Mixbehälters geschleudert wird, sich dort absetzt und die Messer „leerlaufen".

> Weiche Früchte und Flüssigkeiten lassen sich statt mit dem Mixer auch mit dem Pürierstab mühelos zerkleinern. Wichtig ist, dass das zerkleinerte Obst immer mit etwas Flüssigkeit bedeckt ist.

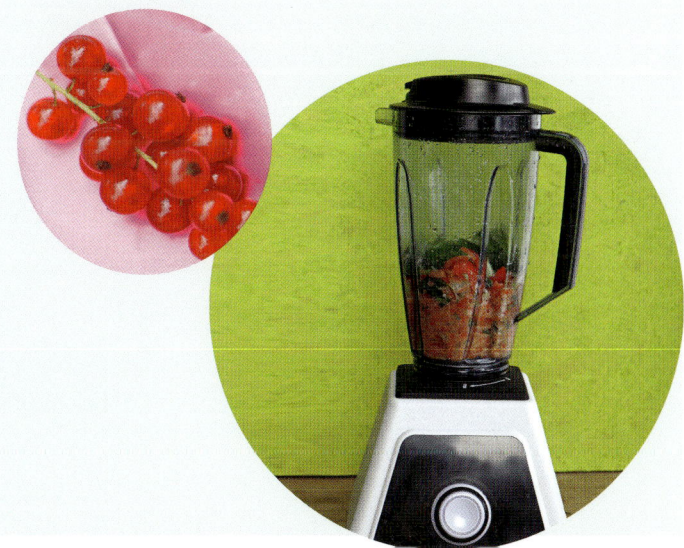

Himbeer-Mandel-Shake

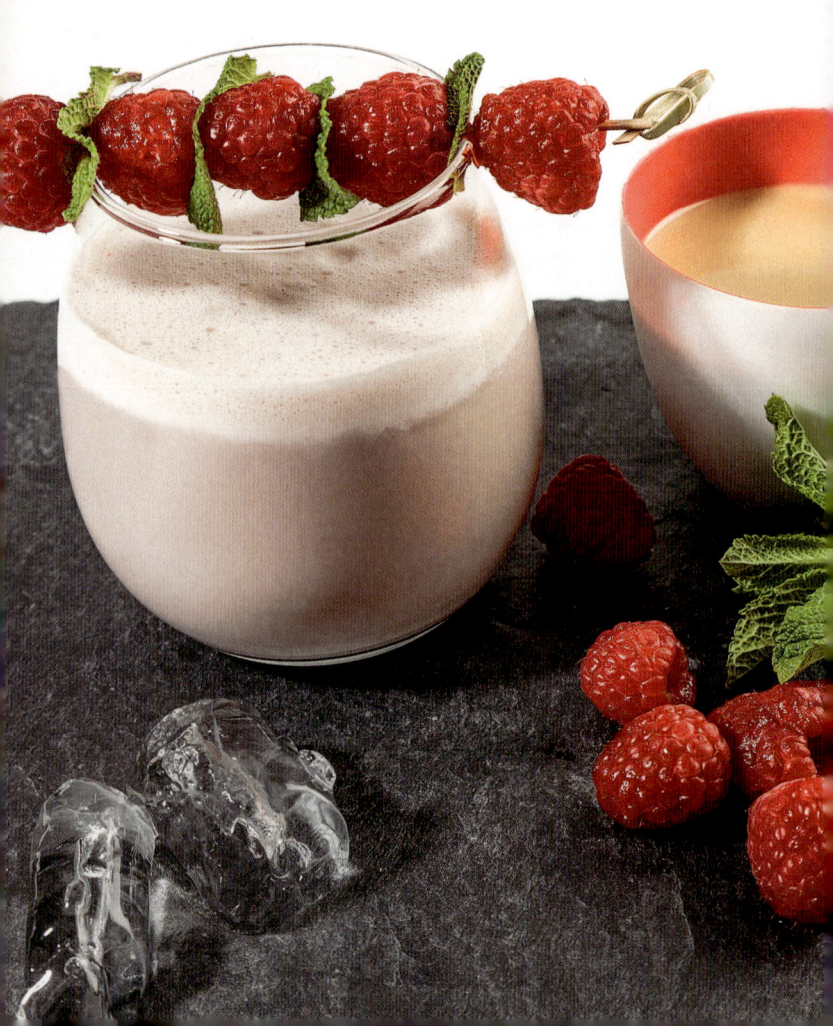

Für 1 Drink: 50 g Himbeeren I 1 TL (10 g) weißes Mandelmus I
2 TL Mandelöl I 75 ml kalter Sojadrink (z.B. Alpro Soja) I 1/4 Vanilleschote I
2 EL (20 g) Eiweißpulver I 1–2 Tropfen flüssiges Stevia I 2 Eiswürfel
Für die Deko: 1 EL geschlagene Sahne I 2 Himbeeren

349 kcal • 22,1 g EW • 25,5 g F • 5,9 g KH
(kcal = Kalorien, EW = Eiweiss, F= Fett, KH = Kohlehydrate)

1. Die Himbeeren nur wenn nötig kurz abbrausen und verlesen. Mit dem
Mandelmus, Mandelöl und dem Sojadrink in den Mixbehälter oder eine
hohe Rührschüssel geben und glatt pürieren.

2. Die Vanilleschote aufschneiden, das Mark herauskratzen und zur
Himbeermischung geben. Eiweißpulver, Stevia und 125 ml kaltes Wasser
hinzufügen und nochmals alles 10 Sekunden kräftig durchmixen.

3. Die Eiswürfel in ein großes Glas geben und die Himbeer-Mandel-
Mischung darauf abgießen. Die Sahne als Häubchen obendrauf setzen.
Die Himbeeren auf ein kleines Holzstäbchen stecken, den Drink damit
garnieren. Sofort servieren.

TIPP *Mit tiefgekühlten Himbeeren statt frischen wird der Drink zu einem
ganzjährigen Vergnügen: TK-Beeren aus der Packung nehmen, 10 Minuten
antauen lassen, dann pürieren.*

MANDELN Dienen als wunderbarer Snack. Sie liefern jede Menge
Protein, Ballaststoffe und Mineralien wie Calcium, Magnesium,
Eisen, Kalium und Zink. Vitamin E und einfach ungesättigte
Fettsäuren halten sie jung. Auch mal als Mandeldrink genießen –
in einem süßen Getränk. Schäumt gut, schmeckt süß-nussig und
macht Zucker überflüssig.

Kokos-Papaya-Drink

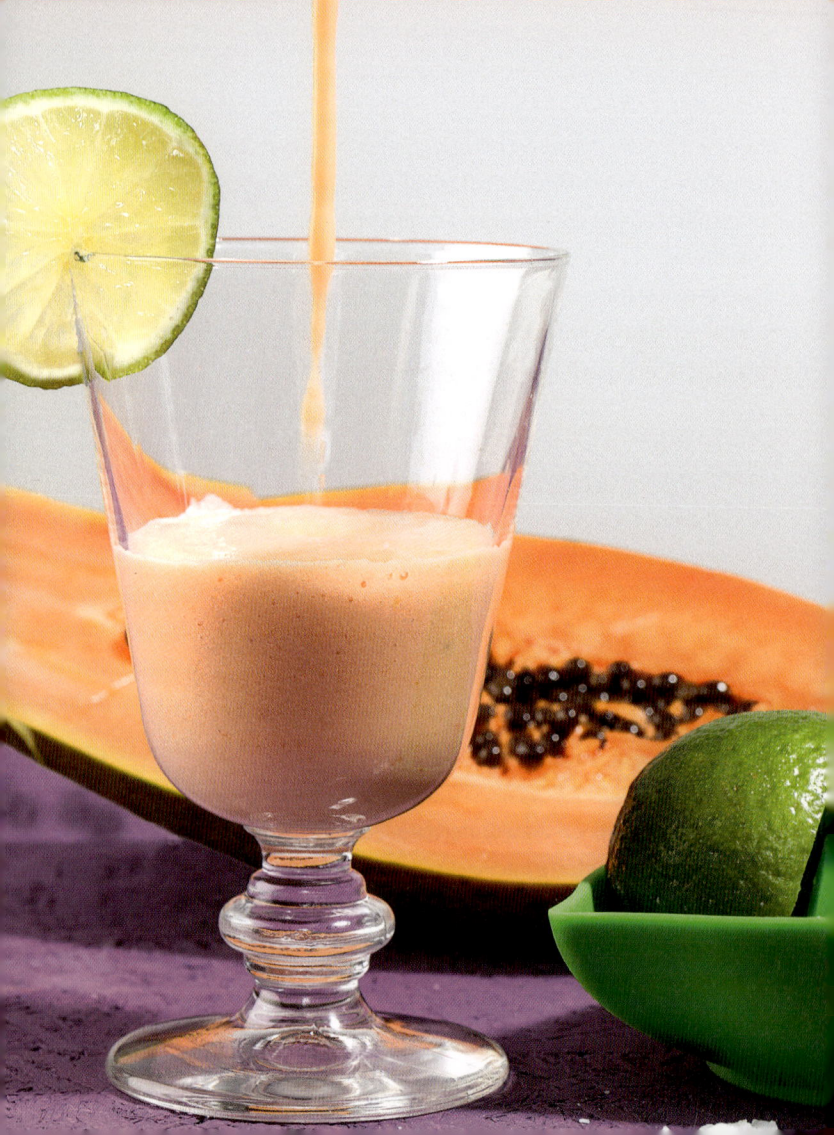

Für 1 Drink: 1 Stück Papaya (ca. 80 g; 50 g geputzt) | 1/2 Bio-Limette |
1–2 Tropfen flüssiger Stevia | 50 ml Kokosmilch, cremig (Dose) | 2 EL (20 g)
Eiweißpulver | 2 TL Kokosöl | 2 Eiswürfel
Für die Deko: 1 TL Kokosraspel | 1 Limettenscheibe

293 kcal • 17,7 g EW • 21,6 g F • 5,9 g KH

1. Die Papaya schälen, entkernen und würfeln. Die Limette heiß waschen,
abtrocknen und 1/4 TL Schale fein abreiben, 2 EL Limettensaft auspressen.
Papaya, Limettenschale und -saft in den Mixbehälter oder eine hohe
Rührschüssel geben. Stevia und die Kokosmilch dazugeben und alles 15
Sekunden gründlich pürieren.

2. Das Eiweißpulver, Kokosöl und 150 ml eiskaltes Wasser hinzufügen und
nochmals alles 10 Sekunden gründlich durchmixen.

3. Ein großes Glas am Rand mit Wasser befeuchten und umgedreht in
die Kokosraspel tauchen, sodass der Rand mit Flocken verziert ist. Die
Eiswürfel in das Glas geben, den Mixerinhalt vorsichtig darauf abgießen.
Die übrigen Kokosraspel darauf streuen. Die Limettenscheibe zur Hälfte
einschneiden und an den Glasrand stecken.

KOKOSÖL Unterstützt die Ketose. Besteht nämlich zu 63 Prozent aus mittelkettigen Fettsäuren, die die Leber sofort in Ketone umwandelt. Ketone liefern Energie für viele Gewebe, auch
für das Gehirn. Sie passieren die Blut-Hirn-Schranke, versorgen
Gehirnzellen mit Energie und brauchen dafür – im Gegensatz
zum Blutzucker – kein Insulin. Kokosöl kann höher erhitzt werden
als andere Öle und bildet keine Transfettsäuren. Leider enthält
es keine Omega-3-Fettsäuren. Deswegen nicht als alleiniges Öl
verwenden. Nur zu nativem, ungehärtetem Kokosöl greifen.

Avocado-Kiwi-Smoothie

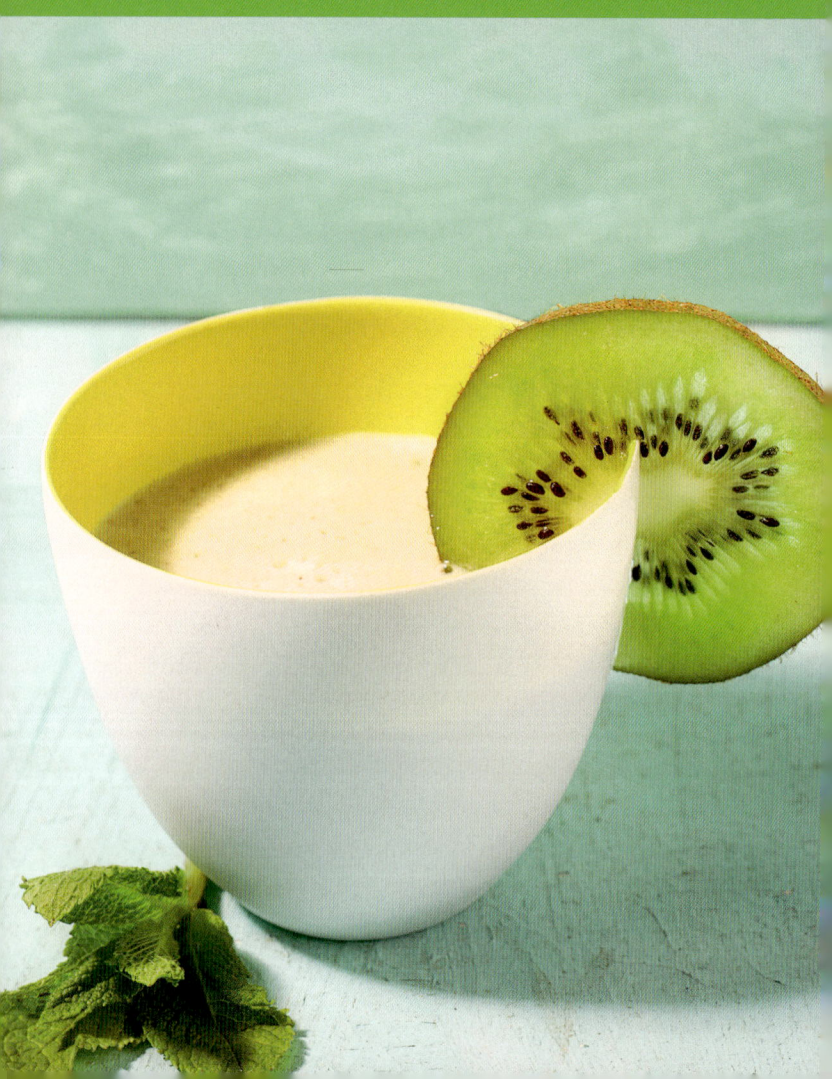

Für 1 Drink: 1/2 reife Avocado (ca. 100 g; 80 g geputzt) I 1 EL Zitronensaft I 1/2 reife Kiwi (ca. 60 g; 50 g geputzt) I 4 Minzeblätter I 2 EL (20 g) Eiweiß-pulver I 1–2 Tropfen flüssiges Stevia I 2 TL Arganöl I 1/4 TL abgeriebene Schale von 1 Bio-Zitrone I 2 Eiswürfel
Für die Deko: 1 dünne Kiwischeibe (mit Schale) I 1 kleiner Minzezweig

359 kcal • 18,4 g EW • 28,7 g F • 5,5 g KH

1. Die Avocado entsteinen, das Fruchtfleisch aus der Schale heben, grob würfeln und in den Mixbehälter oder eine hohe Rührschüssel geben. Sofort mit dem Zitronensaft beträufeln.

2. Die Kiwi schälen und würfeln. Die Minzeblätter abreiben und grob hacken. Beides zu der Avocado in den Mixbehälter geben, 100 ml kaltes Wasser dazugießen und 15 Sekunden cremig fein pürieren.

3. Dann das Eiweißpulver, Stevia, Arganöl, Zitronenschale und 50 ml kaltes Wasser hinzufügen und nochmals alles kurz und kräftig durch-mixen. Die Eiswürfel in ein großes Glas geben. Den Smoothie darüber-gießen. Die Kiwischeibe zur Hälfte einschneiden und an den Glasrand stecken. Mit der Minze garnieren.

ARGANÖL Das „flüssige Gold Marokkos" gilt dort seit Jahrhun-derten als Jungbrunnen – für innen und außen. Es enthält wich-tige Omega-Fettsäuren, Phenole und Squalene. Sein Gehalt an Vitamin E liegt fast 3-mal höher als im Olivenöl.

AVOCADO ist die beste Quelle für Beta-Sitosterol, eine Substanz, die den Cholesterinspiegel senkt. Mannoheptulose senkt den Blutzuckerspiegel und Lutein das Risiko für grauen Star und Pros-tatakrebs. Die Avocado wartet mit einer Menge an herzgesunden einfach-ungesättigten Fettsäuren auf, dazu: Ballaststoffe, Vitamin E, Folsäure und Kalium.

Schoko-Erdnuss-Shake

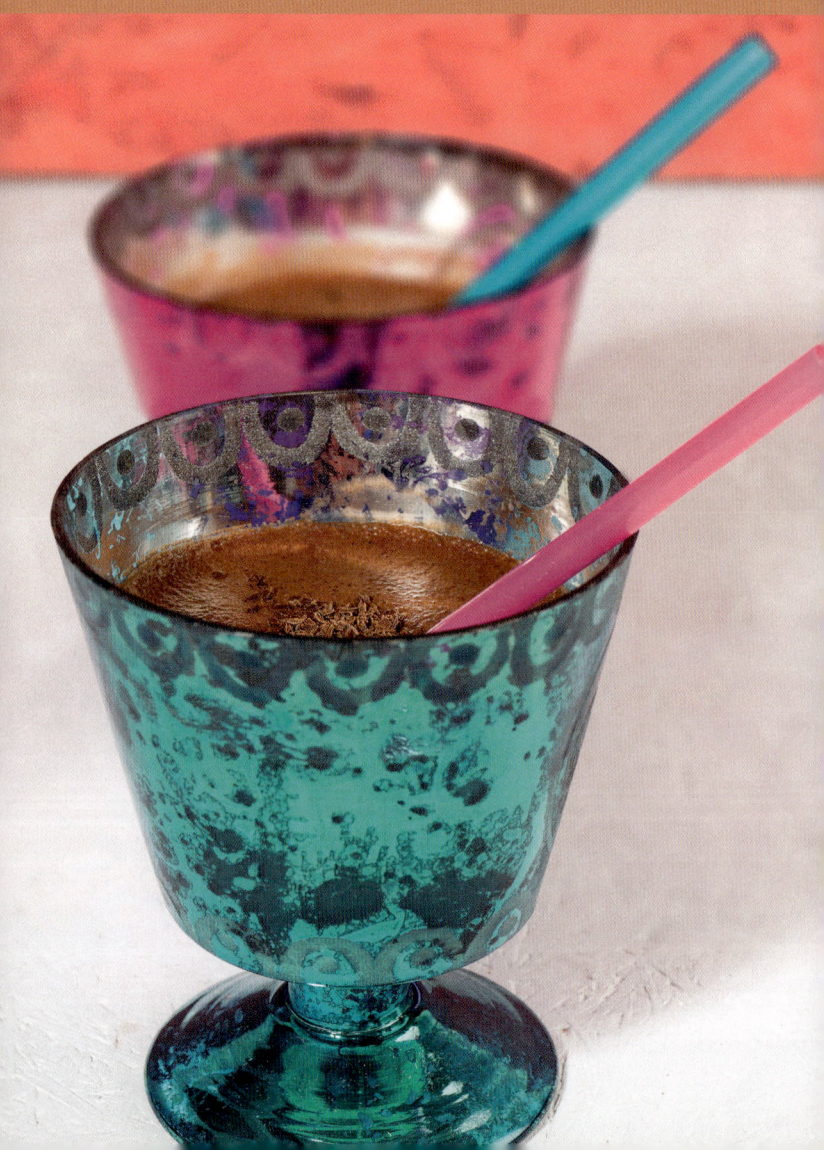

Für 1 Drink: 2 TL (20 g) Erdnussmus I 1 1/2 TL (7,5 g) Kakaopulver, schwach entölt I 100 ml Kokosmilch, cremig (Dose) I 2 EL (20 g) Eiweißpulver I 1/4 TL gemahlene Vanille
Für die Deko: Kakaopulver zum Bestäuben

400 kcal • 25,7 g EW • 29,7 g F • 6 g KH

1. Das Erdnussmus, Kakaopulver, Kokosmilch und 80 ml kaltes Wasser in den Mixbehälter oder eine hohe Rührschüssel geben und alle Zutaten im Mixer oder mit dem Schneidstab kurz durchmixen.

2. Dann das Eiweißpulver, Vanillegewürz und weitere 100 ml kaltes Wasser hinzufügen und alles nochmals kurz und kräftig durchmixen. Den Drink in ein großes Glas gießen und mit Kakaopulver fein bestäuben. Nach Belieben mit einem dicken Trinkhalm servieren.

TIPP *Statt Erdnussmus können Sie für den Drink auch Mandel- oder Cashewkernmus nehmen. Alle Nussmussorten sind im gut sortierten Supermarkt oder im Bioladen erhältlich.*

KAKAO
Die Mayas und Azteken hatten keinen Nesquick in der Tasse. Zuckersüßer Industriemüll. Die mörserten die Kakaobohnen mit Chili oder Vanille und verquirlten das mit heißem Wasser. Der Göttertrunk, der xoco-atl (Bitter-Wasser), galt als Quelle der Weisheit und großer Energie. So hält reines Kakaopulver ohne Zucker heute noch jung.

Tofu-Blaubeer-Smoothie

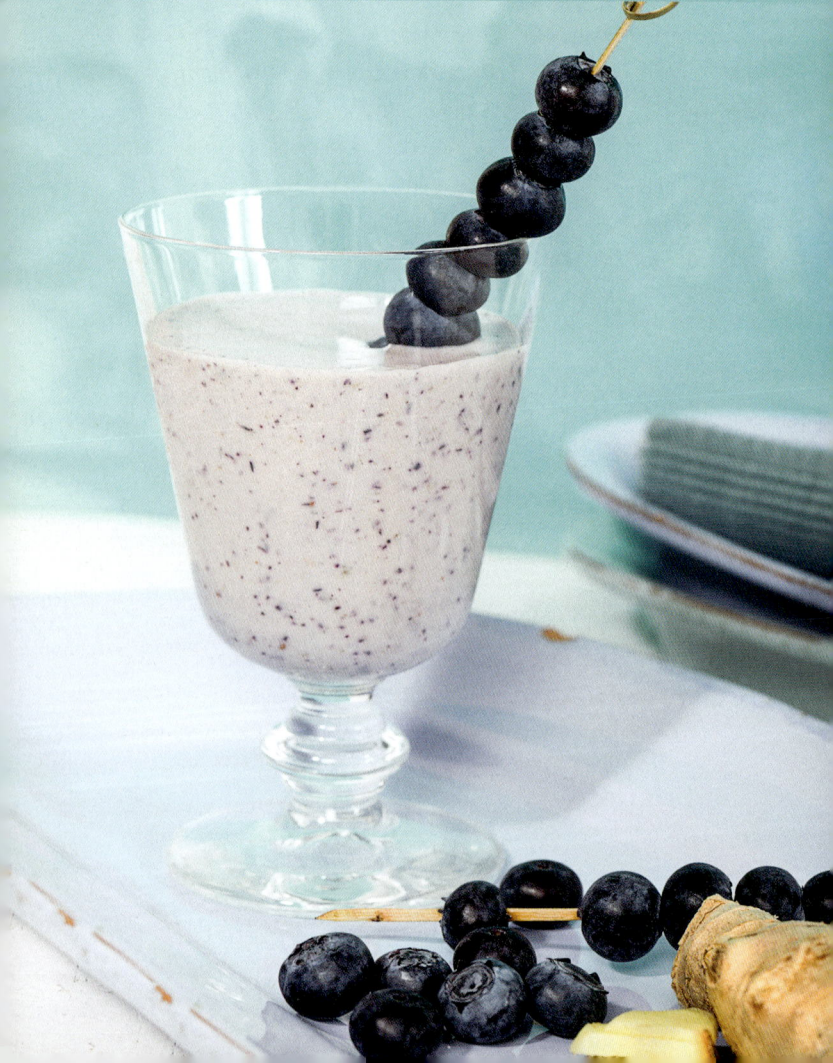

Für 1 Drink: 50 g Heidelbeeren (frisch oder tiefgekühlt) I 1 Stück Ingwer I (ca. 10 g; 5 g geputzt) I 100 g Seidentofu I 1 EL Zitronensaft I 2 EL (20 g) Eiweißpulver I 1 Msp. gemahlener Kardamom I 2–3 Tropfen flüssiges Stevia I 2 TL Walnussöl I 100 g Crushed Ice. **Für die Deko:** 6 Heidelbeeren

234 kcal • 22,0 g EW • 13,1 g F • 5,9 g KH

1. Die Heidelbeeren verlesen, nur wenn nötig abbrausen und vorsichtig trocken tupfen. Tiefgekühlte Beeren auftauen lassen. Den Ingwer schälen und würfeln. Heidelbeeren und Ingwer mit dem Seidentofu und Zitronensaft in den Mixer oder einen hohen Rührbecher geben und 15 Sekunden cremig fein pürieren.

2. Eiweißpulver, Kardamom, Stevia, Walnussöl, Crushed Ice und 50 ml kaltes Wasser dazugeben und nochmals kurz und kräftig mixen.

3. Den Drink in ein hohes Glas füllen. Die Heidelbeeren auf ein kleines Holzstäbchen strecken und auf den Glasrand legen.

TIPP *Auch fein: Anstelle der Heidelbeeren können Sie für den Drink ebenso gut Erdbeeren oder Brombeeren verwenden.*

HEIDELBEEREN Ihr Vitamin C kräftigt das Immunsystem und bringt die Fettverbrennung in Schwung. Und das durch die Flavonoide (Farbstoffe) sogar 20-fach verstärkt! Laut Studien sind sie die beste Quelle für Antioxidantien, helfen gegen Gedächtnisverlust, hohes Cholesterin, Diabetes und Schlaganfall. Heidelbeeren verbessern den Blutfluss und halten so Hirn und Herz gesund. Ihre Pterostilbene – damit schützt sich die Pflanze gegen Stress und gegen Umweltgifte – senken das LDL-Cholesterin. Zugreifen: Eine halbe Tasse Heidelbeeren liefert mehr antioxidative Kraft als 5 Portionen anderer Früchte und Gemüse.

Mandel-Mohn-Milch

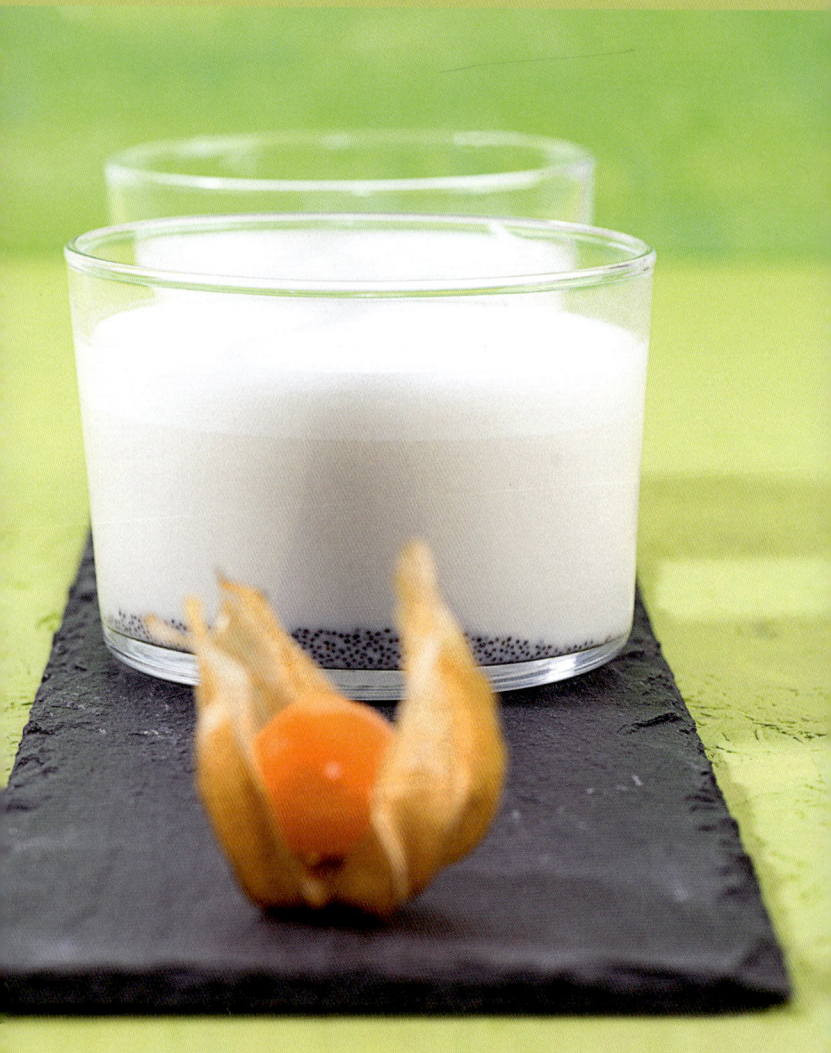

Für 1 Drink: 100 ml Mandeldrink I 50 ml Sojacreme I 1/4 Vanilleschote I 1 EL gemahlener Mohn I 1 TL Haselnussmus I 3 EL (30 g) Eiweißpulver I 2–3 Tropfen flüssiges Stevia I 1/4 TL gemahlener Zimt I 2 Msp. gemahlene Gewürznelken I 2 Eiswürfel
Für die Deko: gemahlener Mohn zum Bestreuen , 1 Physalis

335 kcal • 29,4 g EW • 19,7 g F • 5,9 g KH

1. Mandeldrink und Sojacreme in einen kleinen Topf gießen. Die Vanilleschote aufschneiden, das Mark herauskratzen. Vanilleschote und -mark sowie den Mohn in den Topf geben. Langsam aufkochen, dann bei milder Hitze 5 Minuten quellen lassen. Vom Herd nehmen, Vanilleschote entfernen. Den Mohnmix in eine hohe Rührschüssel umfüllen und lauwarm abkühlen lassen.

2. Dann das Haselnussmus, Eiweißpulver, Stevia und 100 ml kaltes Wasser hinzufügen, mit Zimt und gemahlenen Nelken würzen und alles mit dem Schneidstab 15 Sekunden schaumig aufschlagen. Die Eiswürfel in ein hohes Glas geben, den Drink darauf abgießen und mit dem gemahlenen Mohn bestreuen. Die Hüllblätter der Physalis umklappen und die Frucht an den Glasrand stecken. Sofort servieren.

MOHN

Mit einem hohen Gehalt an Eisen, Linolsäure, Kalium und Magnesium stärkt Mohn Herz, Hirn und Muskeln. Mit einem Anteil von knapp 2,5 Prozent ist Mohn einer der besten Kalziumlieferanten.

ZIMT

beugt nachweislich zu hohem Insulinspiegel, Übergewicht und Diabetes vor. Er kurbelt außerdem den Stoffwechsel an und vertreibt die Lust auf Süßes.

Rhabarber-
Erdbeer-Smoothie

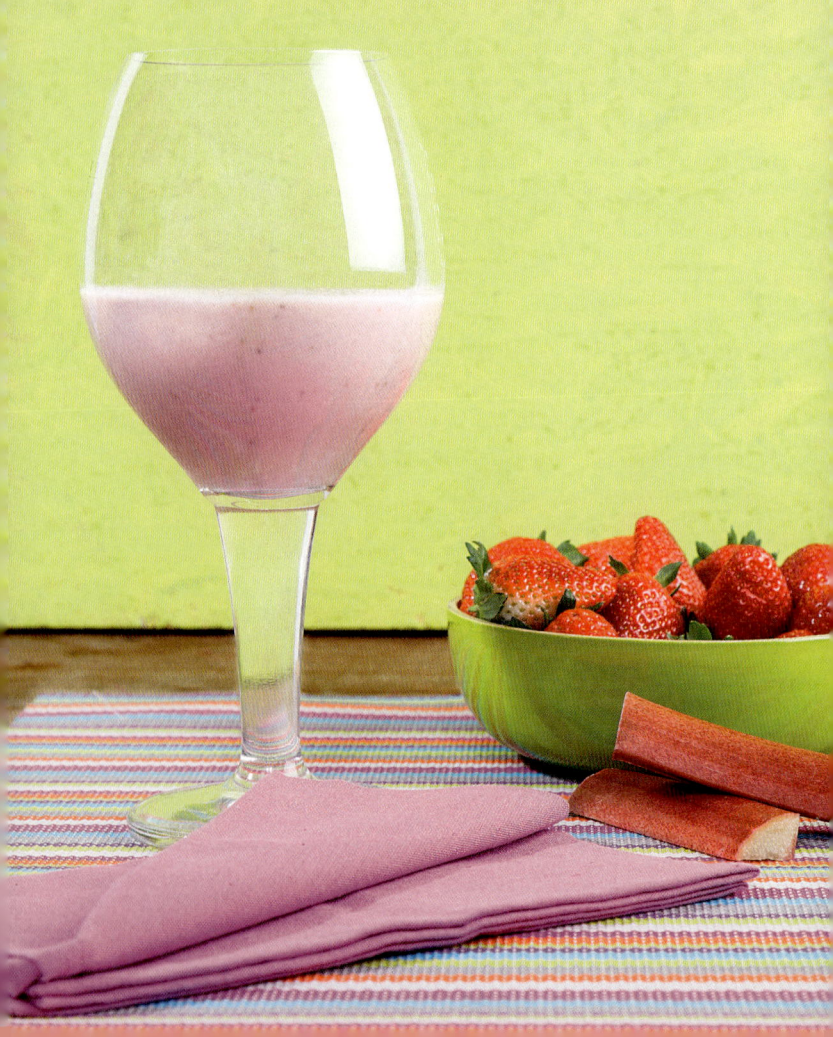

Für 1 Drink: 1 Stange Rhabarber (ca. 80 g geputzt) I 3–4 Erdbeeren (50 g) I
2–3 Tropfen flüssiges Stevia I 2 EL (60 g) Doppelrahm-Frischkäse I
2 EL (20 g) Eiweißpulver I 100 g Crushed Ice I 1/4 TL gemahlene Vanille
Für die Deko: 1 Stange Rhabarber (ca. 15 cm lang) I 1 kleiner Minzezweig

302 kcal • 23,9 g EW • 21,1 g F • 5,6 g KH

1. Den Rhabarber waschen, putzen und in kleine Stücke schneiden. Die
Rhabarberstücke mit 75 ml Wasser in einen kleinen Topf geben, aufkochen und zugedeckt bei milder Hitze 5 Minuten dünsten, bis sie weich
sind. Rharbarbermix vom Herd nehmen und abkühlen lassen.

2. Inzwischen die Erdbeeren kurz abbrausen, die grünen Kelchblätter
entfernen, die Beeren vierteln.

3. Den Rhabarber samt Dünstflüssigkeit, Erdbeeren und Stevia in den
Mixer oder eine hohe Rührschüssel geben. Den Frischkäse hinzufügen
und alles bei höchster Stufe fein cremig pürieren. Dann das Eiweißpulver,
Crushed Ice und Vanille dazugeben und erneut 15 Sekunden kurz und
kräftig pürieren. Falls der Drink zu dickflüssig ist, noch 50 ml kaltes Wasser untermixen. Den Drink in ein großes Glas füllen und die Rhabarber-
stange zum Umrühren hineinstellen. Mit dem Minzezweig garnieren.

TIPP *Außerhalb der Rhabarber-Saison werden Sie in der Tiefkühltruhe fün-
dig: 75 g gefrorene Rhabarberstücke nehmen, 15 Minuten antauen lassen,
das Ganze wie beschrieben mit den übrigen Zutaten zu einem Drink mixen.*

ERDBEEREN

enthalten viel Mangan. Das braucht die Schilddrüse für ihre Stoff-
wechselhormone, die uns mit Energie aufladen. Die Pflanzenstof-
fe der Erdbeere entschlacken den Körper von Giften, schwemmen
Wasser aus und stärken das Bindegewebe.

Kaffee-Frappé

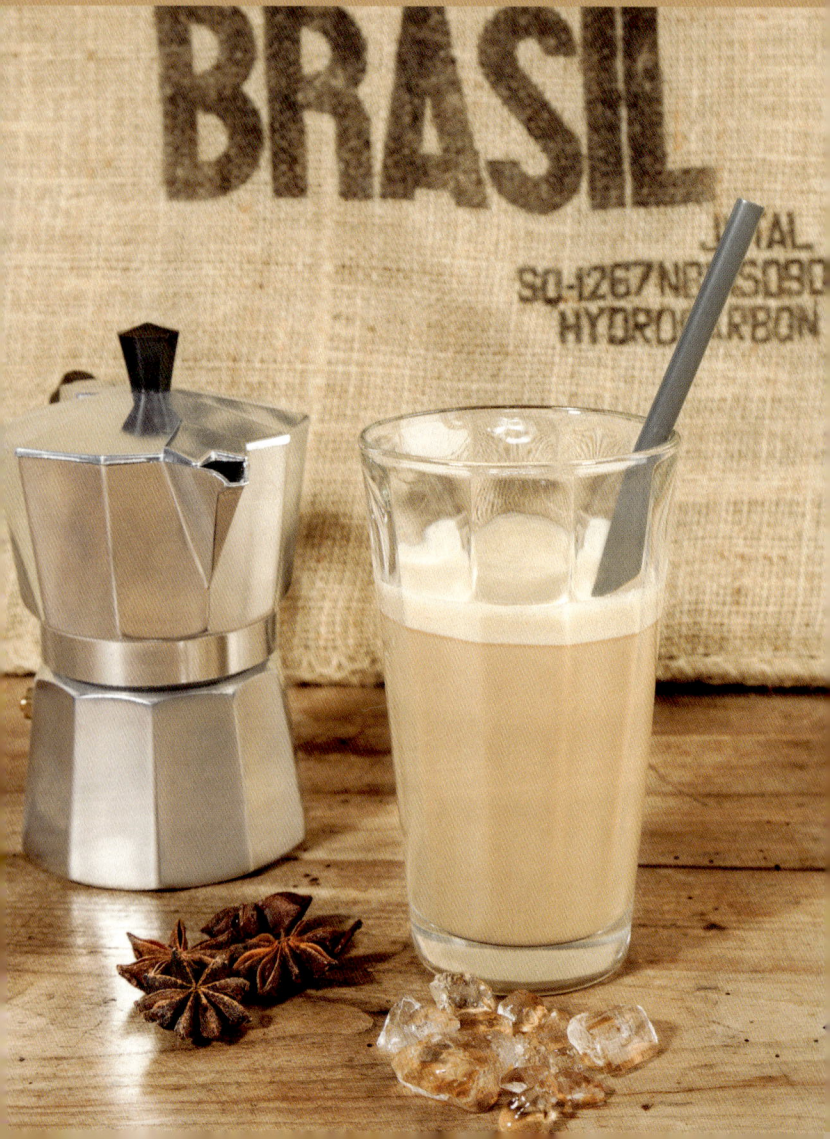

Für 1 Drink: 2–3 Tropfen flüssiges Stevia I 1 EL Instant-Espressopulver I 1 TL Haselnussmus I 2 EL (20 g) Eiweißpulver I 50 ml Milch I 40 ml Sahne I 2 Eiswürfel

Für die Deko: EL geschlagene Sahne I Espressopulver zum Bestäuben

356 kcal • 21,5 g EW • 26,1 g F • 6,0 g H

1. In einem kleinen Topf 125 ml Wasser mit dem Stevia zum Kochen bringen, dann das Espressopulver unterrühren. Den Kaffee vom Herd nehmen und auskühlen lassen.

2. Den kalten Espresso in eine hohe Rührschüssel gießen. Haselnussmus, Eiweißpulver, Milch und Sahne hinzufügen und alles mit dem Pürierstab schaumig aufschlagen. Die Eiswürfel in ein hohes Glas geben, den Kaffee darübergießen. Die Sahne als Häubchen obendrauf setzen, mit Espressopulver fein bestäuben. Den Drink mit einem Trinkhalm servieren.

TIPP *Haben Sie eine Espressomaschine? Dann brühen Sie den Espresso frisch auf. Mit Stevia süßen und abkühlen lassen.*

STEVIA
Die indianische Süße gibt es in Deutschland seit Dezember 2011 legal als Lebensmittel – und nicht mehr nur für Wissende kaschiert als Badewannenzusatz. Stevia süßt ohne Kalorien. Gibt's als grüne Blätter, weißes Pulver oder in Tropfenform. Schont Figur und Zähne und ist bei der von der EU zugelassenen Höchstmenge (4 mg/kg Körpergewicht/ Tag) absolut unbedenklich.

Zitronen-Ayran

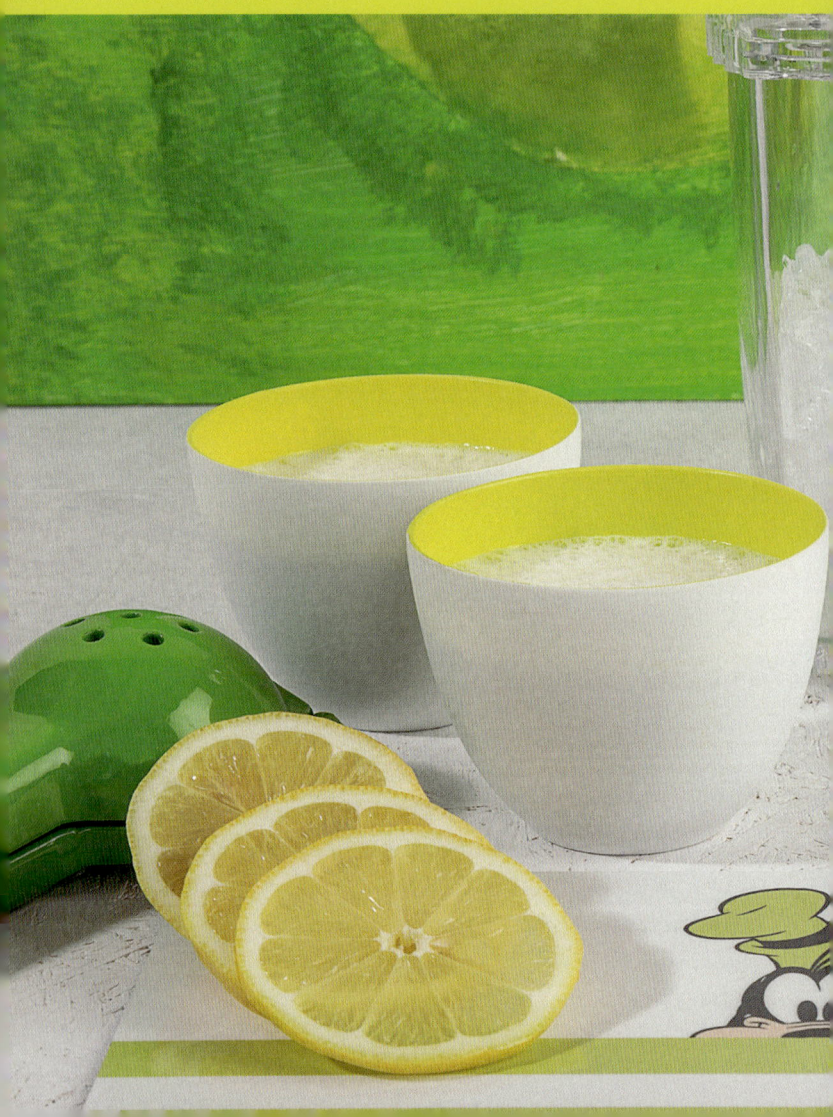

Für 1 Drink: 100 g Sahnejoghurt I 3 EL (30 g) Eiweißpulver I
1 Prise Meersalz I 1 Bio-Zitrone I 2–3 Tropfen flüssiges Stevia I
50 g Crushed Ice
Für die Deko: 1 Zitronenmelissezweig

250 kcal • 32,0 g EW • 10,8 g F • 4,7 g KH

1. Den Joghurt mit dem Eiweißpulver in ein hohes Gefäß geben, Salz
und 125 ml kaltes Wasser hinzufügen und alles mit dem Schneidstab
15 Sekunden schaumig aufschlagen.

2. Die Zitrone heiß waschen, abtrocknen und 1/2 TL Schale fein
abreiben, 3 EL Zitronensaft auspressen. Beides mit dem Stevia zum
Joghurt geben und alles nochmals kurz und kräftig mixen.

3. Das Crushed Ice in ein großes Glas füllen, den Joghurtmix
hinzufügen. Die Zitronenmelisse an den Glasrand stecken, den Drink
mit einem Trinkhalm servieren.

TIPP *Zur Abwechslung den Ayran mit anderen Zitrusfrüchten, zum
Beispiel Limette, Orange oder Grapefruit zubereiten.*

ZITRONE Ihr Vitamin C hilft dem Körper, Erkältungen und Infek-
tionen abzuwehren, und verbessert die Eisenaufnahme. Wer viele
Zitronen isst, unterstützt damit außerdem die Produktion von
Kollagen, welches wichtig für die Elastizität von Haut, Blutge-
fäßen, Bändern und Sehnen ist.

Passionsfrucht-Soja-Mint

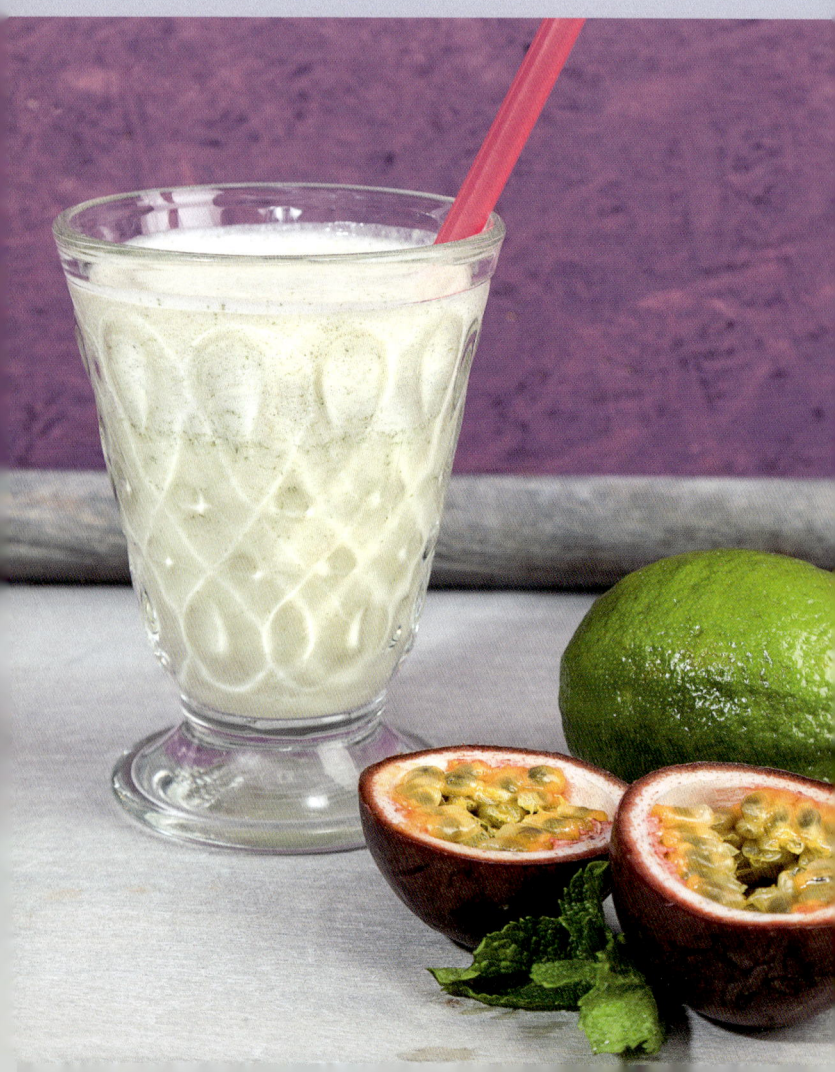

Für 1 Drink: 1 1/2 Passionsfrüchte (Maracuja) | 1 EL Limettensaft |
1 Minzezweig | 2–3 Tropfen flüssiges Stevia | 100 ml kalter Sojadrink |
2 EL (20 g) Eiweißpulver | 3 Eiswürfel
Für die Deko: 1 kleiner Minzezweig

148 kcal • 21,4 g EW • 3,3 g F • 5,8 g KH

1. Die ganze Passionsfrucht halbieren, das Fruchtfleisch samt Kernen mit
einem Löffel aus allen Hälften schaben. Mit dem Limettensaft in eine
hohe Rührschüssel geben und pürieren. Dann die Fruchtmasse durch ein
feines Sieb streichen, damit die Kerne zurückbleiben. Die Fruchtmasse
ergibt etwa 60 Gramm.

2. Den Minzezweig kurz abbrausen, die Blätter abzupfen und in feine
Streifen schneiden. Das Passionsfruchtpüree in den Mixer oder eine hohe
Rührschüssel geben. Minze, Stevia und Sojadrink dazugeben und alles 15
Sekunden gründlich pürieren.

3. Das Eiweißpulver und 50 ml kaltes Wasser hinzufügen. Alles nochmals
kurz und kräftig mixen. Die Eiswürfel in ein hohes Glas geben, die Frucht-
mischung darüber verteilen und den Minzezweig an den Glasrand steck-
en. Den Drink mit einem dicken Trinkhalm servieren.

PASSIONSFRUCHT
... oder Maracuja hat so viel Magnesium für Muskeln und Nerven
wie kaum eine andere Frucht.

SOJADRINK
Liefert wertvolles Eiweiß, schützt vor Osteoporose und Krebs. Vor-
sicht ist jedoch geboten, wenn man unter hormonabhängigem
Krebs (Brust, Prostata) leidet.

Tee-Smoothie mit Pfirsich

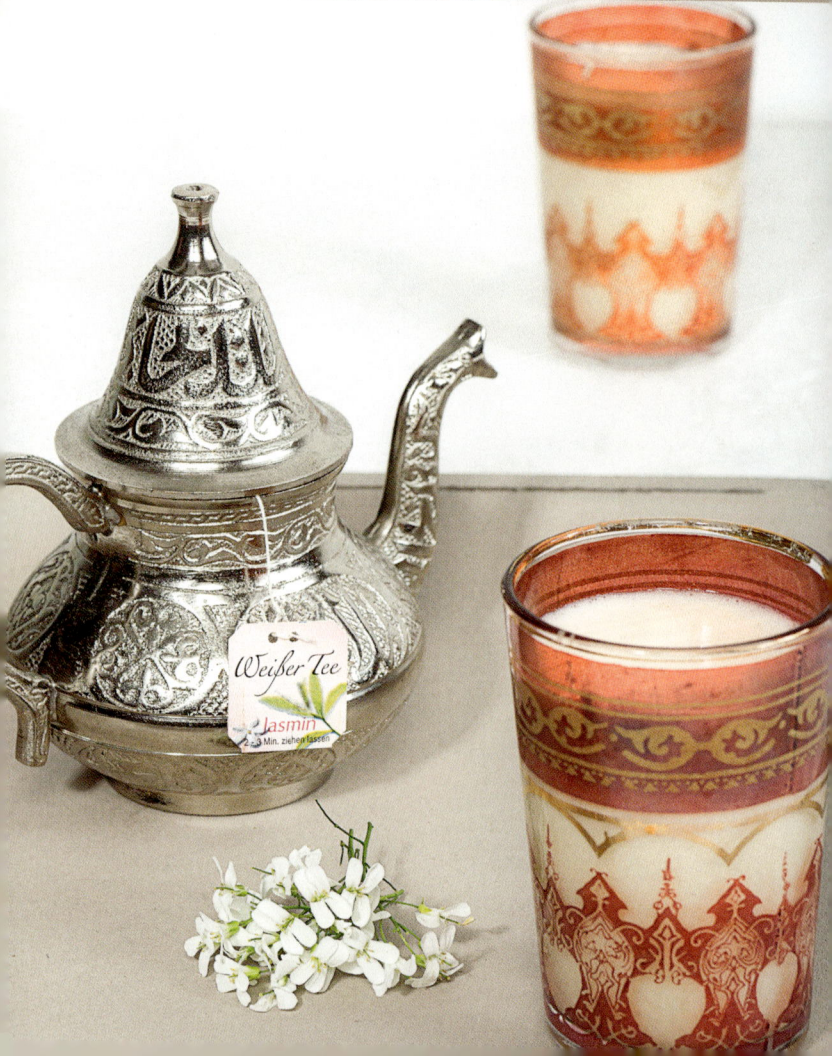

Weißer Tee
Jasmin
2–3 Min. ziehen lassen

Für 1 Drink: 1 Beutel weißer Tee Jasmin I 1/2 reifer Pfirsich oder Nektarine (ca. 75 g) I 40 g Crème fraîche I 2–3 Tropfen flüssiges Stevia I 3 EL (30 g) Eiweißpulver I 2 Eiswürfel
Für die Deko: 1 Pfirsich- oder Nektarinenspalte (siehe oben)

290 kcal • 25,8 g EW • 16,8 g F • 6,0 g KH

1. Den Teebeutel mit 200 ml sprudelnd kochendem Wasser übergießen, 2–3 Minuten ziehen lassen, dann den Teebeutel entfernen. Den Tee abkühlen lassen.

2. Inzwischen die Pfirsich- oder Nektarinenhälfte waschen und entsteinen. Eine Spalte abschneiden und zum Garnieren beiseitelegen. Von der übrigen Frucht 50 g abwiegen und klein würfeln.

3. Die Pfirsich- oder Nektarinenwürfel und die Crème fraîche in den Mixbehälter oder eine hohe Rührschüssel geben. Stevia, Eiweißpulver und den abgekühlten Tee dazugeben. Den Drink erst auf kleiner, dann auf höchster Stufe cremig fein pürieren.

4. Die Eiswürfel in ein großes Glas geben, den Drink darauf abgießen und mit einem dicken Trinkhalm servieren. Die Pfirsich- oder Nektarinenspalte einschneiden und als Garnitur an den Glasrand stecken.

WEISSER TEE

Nur geschlossene Knospen und junge Blätter werden von Hand für den weißen Tee geerntet. Weißer Tee hat weniger Koffein als schwarzer und grüner Tee und ist so besonders sanft zum Magen. Seine Polyphenole unterstützen beim Abnehmen und schützen vor freien Radikalen. Die Aminosäure Theanin beruhigt die Nerven, Flavonolglykoside schützen das Herz.

Brombeer-Quark-Shake

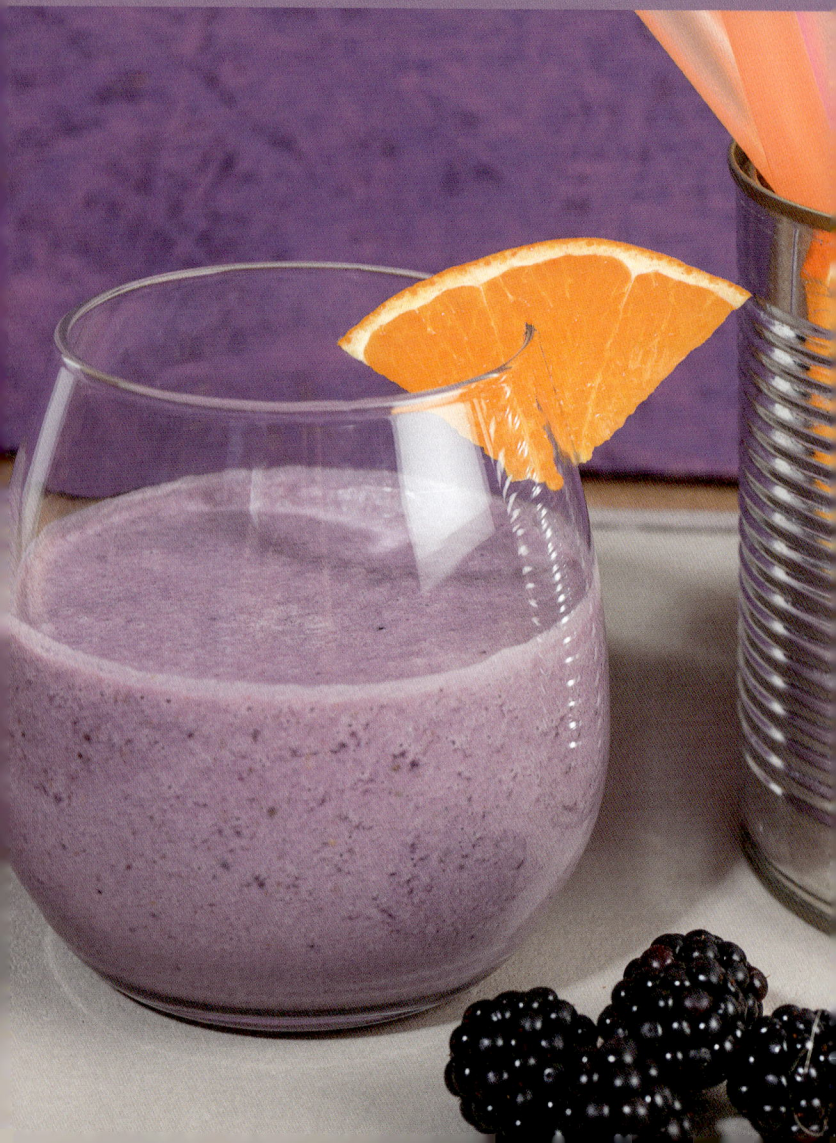

Für 1 Drink: 50 g Brombeeren I 1 TL Zitronensaft I 2–3 Tropfen flüssiges Stevia I 1/4 TL abgeriebene Bio-Orangenschale I 3 EL (30 g) Eiweißpulver I 75 g Sahnequark
Für die Deko: 2 Brombeeren

252 kcal • 33,3 g EW • 9,8 g F • 5,7 g KH

1. Die Brombeeren verlesen, nur wenn nötig kurz abbrausen und vorsichtig trocken tupfen. Die Brombeeren mit dem Zitronensaft, Stevia und Orangenschale in den Mixbehälter oder eine hohe Rührschüssel geben und in 15 Sekunden fein pürieren.

2. Dann das Eiweißpulver, Quark und 150 ml eiskaltes Wasser dazugeben und alles kurz und kräftig mixen, sodass der Shake schön schaumig wird.

3. Den Drink in ein großes Glas gießen. Die Brombeeren für die Garnitur auf einen kleinen Holzspieß stecken und auf das Glas legen.

TIPP *Der Drink ist leicht abwandelbar – mit frischen oder tiefgekühlten Heidelbeeren, Erdbeeren oder Johannisbeeren.*

BROMBEEREN

Wenn die schwarzen, süßen Früchtchen im August prall und schwarz an den Sträuchern hängen, sollte man zugreifen, denn sie machen satt, gesund und schön: Brombeeren stecken voller Vitamine und Mineralstoffe. Sie enthalten viel Kalzium, Kalium, Magnesium, Beta-Carotin und Kupfer. Außerdem liefern sie Ballaststoffe.

Fruchtiger Cranberry-Gurken-Smoothie

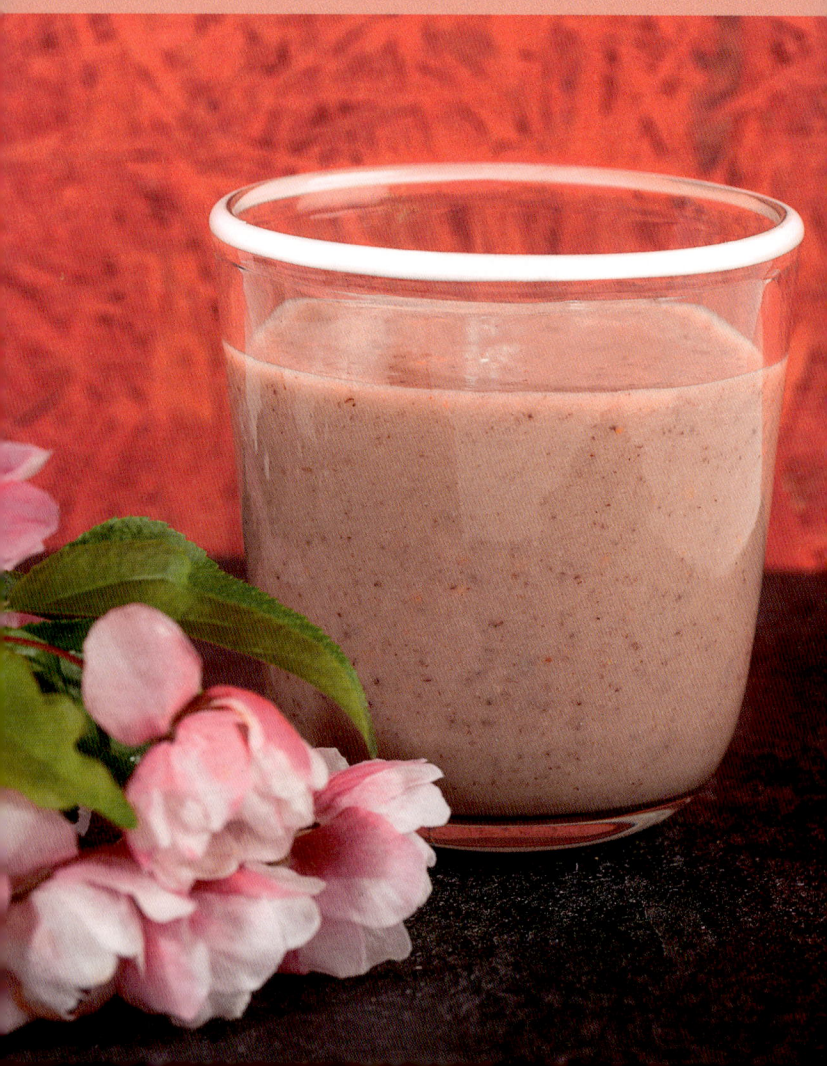

Für 1 Drink: 50 g Cranberrys (frisch oder tiefgekühlt) I 100 g Salatgurke I 1 EL (25 g) saure Sahne I 3 EL (30 g) Eiweißpulver I 3–4 Tropfen flüssiges Stevia I 1/4 TL gemahlene Vanille I 1/4 TL geriebene Bio-Orangenschale I 1 TL Zitronensaft I 2 Eiswürfel
Für die Deko: 4 Cranberrys

166 kcal • 25,8 g EW • 3,7 g F • 6,0 g KH

1. Die Cranberrys kurz abbrausen und verlesen, tiefgekühlte Beeren auftauen lassen. Die Gurke putzen, schälen und würfeln. Cranberrys, Gurken und 100 ml kaltes Wasser in den Mixbehälter oder ein hohes Rührgefäß geben. Erst auf niedriger Stufe, dann auf höchster Stufe cremig fein pürieren.

2. Die saure Sahne, das Eiweißpulver, Stevia, Vanillegewürz, Orangenschale und Zitronensaft hinzufügen und alles nochmals kurz und kräftig mixen.

3. Die Eiswürfel in ein hohes Glas geben, den Drink darauf abgießen. Für die Garnitur die Cranberrys auf einen kleinen Holzspieß stecken und auf den Glasrand legen. Sofort servieren.

GURKE
versorgt uns mit Schüßler-Salzen der Natur: den basischen Mineralien Kalium, Kalzium, Magnesium. Gurken entwässern und fördern die Durchblutung. Nicht schälen – die wertvollen Vitamine und Mineralstoffe stecken vor allem in der Schale.

Cremiger Mate-Kokos-Eistee

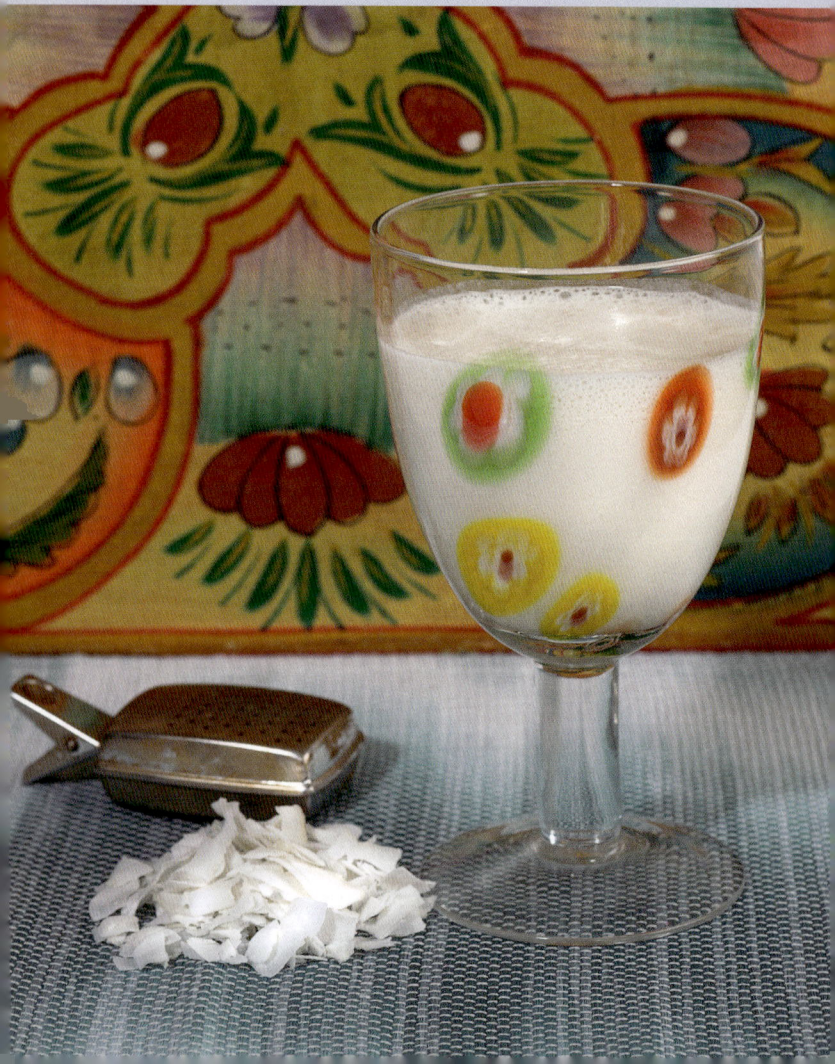

Für 1 Drink: 1 TL grüner Matetee I 100 g Eiswürfel I 2 EL (20 g) I
Eiweißpulver I 1 EL Limettensaft I 1–2 Tropfen flüssiges Stevia I
80 ml Kokosmilch, cremig I 50 ml Sahne
Für die Deko: 2 geröstete Kokos-Chips

373 kcal • 19,0 g EW • 30,6 g F • 4,6 g KH

1. 125 ml Wasser aufkochen, vom Herd nehmen, etwas abkühlen lassen,
dann über den Matetee gießen und 5 Minuten ziehen lassen.

2. Die Hälfte der Eiswürfel in eine hohe Rührschüssel geben, den heißen
Tee darübergießen. Eiweißpulver, Limettensaft, Stevia, Kokosmilch und
Sahne dazugeben, alles mit einem Schneidstab schaumig aufschlagen.

3. Die übrigen Eiswürfel (50 g) in ein großes Glas geben, die Mate-Tee-
Mischung darübergießen. Mit einem Trinkhalm und den Kokos-Chips
garniert servieren.

MATE
Der Aufguss aus den Blättern der Stechpalme hat in Südamerika
eine lange Tradition und wird inzwischen auch in Europa als gesunder Powerdrink gefeiert: Er hilft gegen Hunger, Hitze, körperliche und geistige Übermüdung. Der Tee liefert Koffein, ist jedoch
verträglicher als Kaffee. Außerdem enthält er viele Mineralstoffe,
Vitamine und Spurenelemente.

KOKOSNUSS
Stärkt die Immunkraft, wirkt antibiotisch, senkt Cholesterin – und
entgiftet den Körper. Kokosnuss versorgt mit Selen und schützt so
vor Krebs und lockt fröhlich machende Psychohormone. Stärkt die
Nerven mit B-Vitaminen.

Johannisbeer-Drink

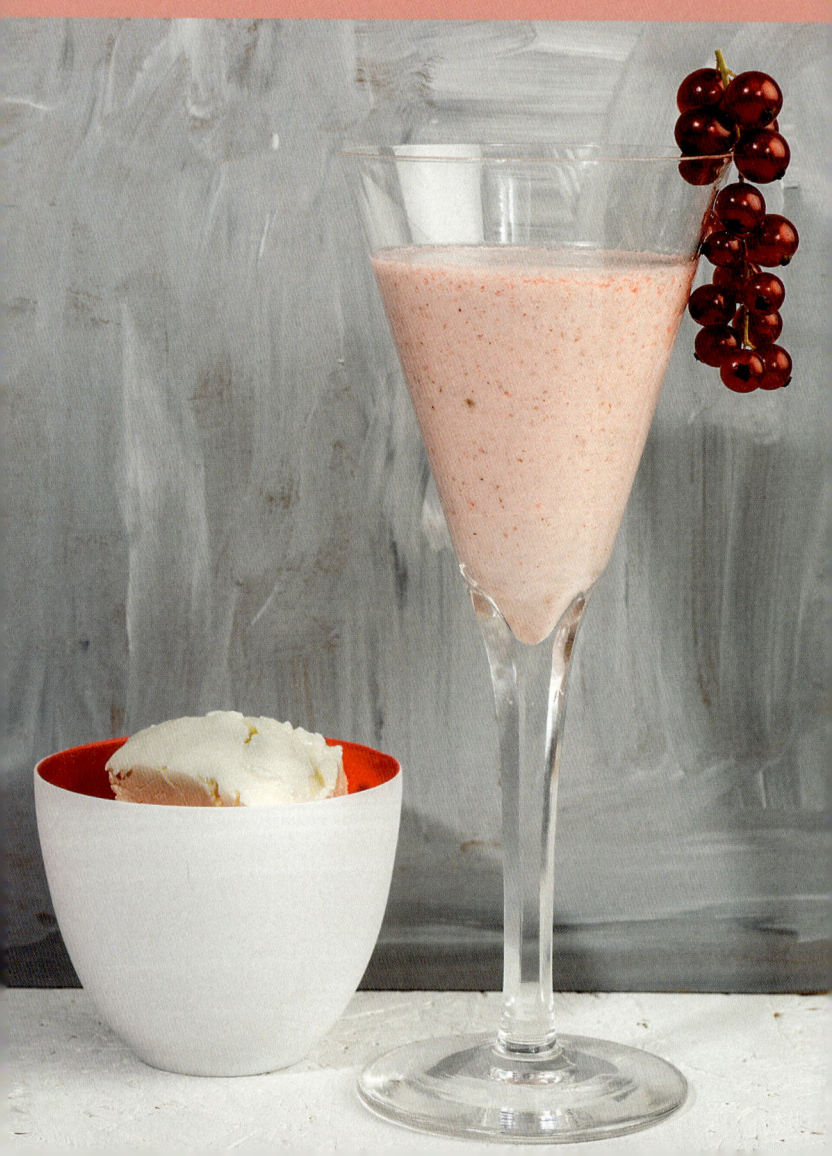

Für 1 Drink: 65 g Rote Johannisbeeren I 10 g geschälte Mandeln I
50 g Mascarpone I 1 TL Zitronensaft I 1/4 TL gemahlene Vanille I
2-3 Tropfen flüssiges Stevia I 2 EL (20 g) Eiweißpulver I 2 Eiswürfel
Für die Deko: 1 Johannisbeerrispe

383 kcal • 21,2 g EW • 29,8 g F • 5,9 g KH

1. Die Johannisbeeren kurz abbrausen, die Beeren von den Rispen streifen und verlesen. Die Mandeln grob hacken. Die Johannisbeeren mit den Mandeln, Mascarpone, Zitronensaft, Vanillegewürz, Stevia und 100 ml kaltem Wasser in den Mixbehälter oder eine hohe Rührschüssel geben. Zunächst alles kurz auf kleiner, dann auf höchster Stufe fein pürieren.

2. Das Eiweißpulver und 50 ml kaltes Wasser dazugeben und nochmals alles kurz und kräftig mixen.

3. Die Eiswürfel in ein hohes Glas geben, den Drink darübergießen und das Glas mit der Johannisbeerrispe garnieren. Sofort servieren.

TIPP *Abwechslung gefällig? Dann nehmen Sie Schwarze Johannisbeeren, aber bitte nur 50 g, da sie mehr verwertbare Kohlenhydrate haben als Rote.*

JOHANNISBEEREN

Die kleinen schwarzen, weißen oder roten Kügelchen haben Ende Juni Saison und enthalten mehr also 3-mal so viel Vitamin C wie Zitronen: Rund 180 mg pro 100 g Frucht. Außerdem schützen sie mil Flavonoiden und Phenolsäuren vor Bluthochdruck und Herzinfarkt. Ihre Ballaststoffe fördern die Verdauung.

Acerola-Melisse-Molke

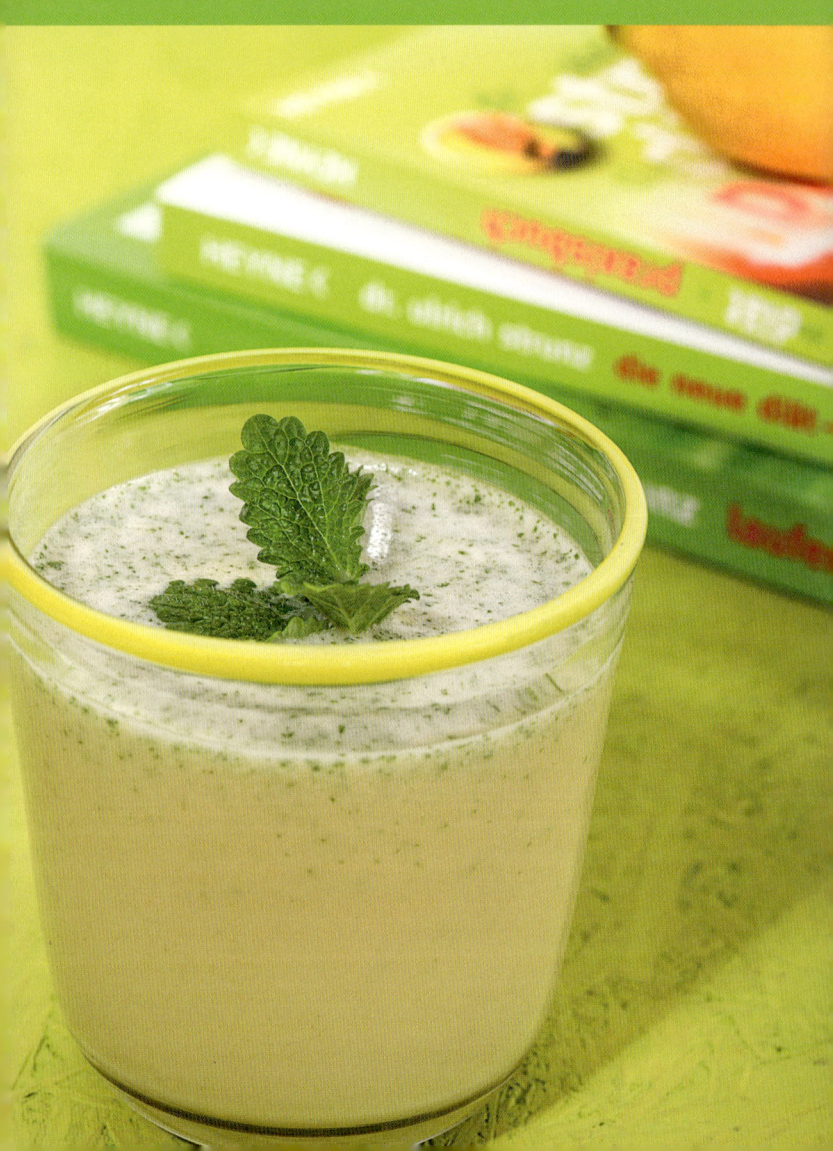

Für 1 Drink: 1 Stiel Zitronenmelisse I 5 EL Acerolasaft I 3 EL (30 g) I
Eiweißpulver I 2-3 Tropfen flüssiges Stevia I 70 ml kalte Trinkmolke I
2 TL Walnussöl I 2 Eiswürfel
Für die Deko: 1 Stiel Zitronenmelisse

225 kcal • 25,2 g EW • 10,9 g F • 5,8 g KH

1. Die Zitronenmelisse abbrausen, die Blätter vom Stiel zupfen.
Melisseblätter und Acerolasaft in den Mixbehälter oder eine hohe
Rührschüssel geben. Das Eiweißpulver, Stevia, Molke, Walnussöl und
75 ml kaltes Wasser zufügen und alles kurz und kräftig durchmixen.

2. Die Eiswürfel in ein hohes Glas geben, den Drink darübergießen
und mit einem Trinkhalm servieren. Mit der Zitronenmelisse garnieren.
Sofort servieren.

NUSSÖLE

Ob Walnuss-, Haselnuss-, Mandel- oder Erdnussöl – Nussöle versorgen uns mit gesunden ungesättigten Fettsäuren. Und passen
wunderbar in die Keto-Küche. Sie stärken das Immunsystem und
kurbeln den Fettstoffwechsel an. B-Vitamine unterstützen das
Gehirn, und Cholin und Lecithin rüsten uns gegen Stress.

Sauerampfer-Gurken-Smoothie

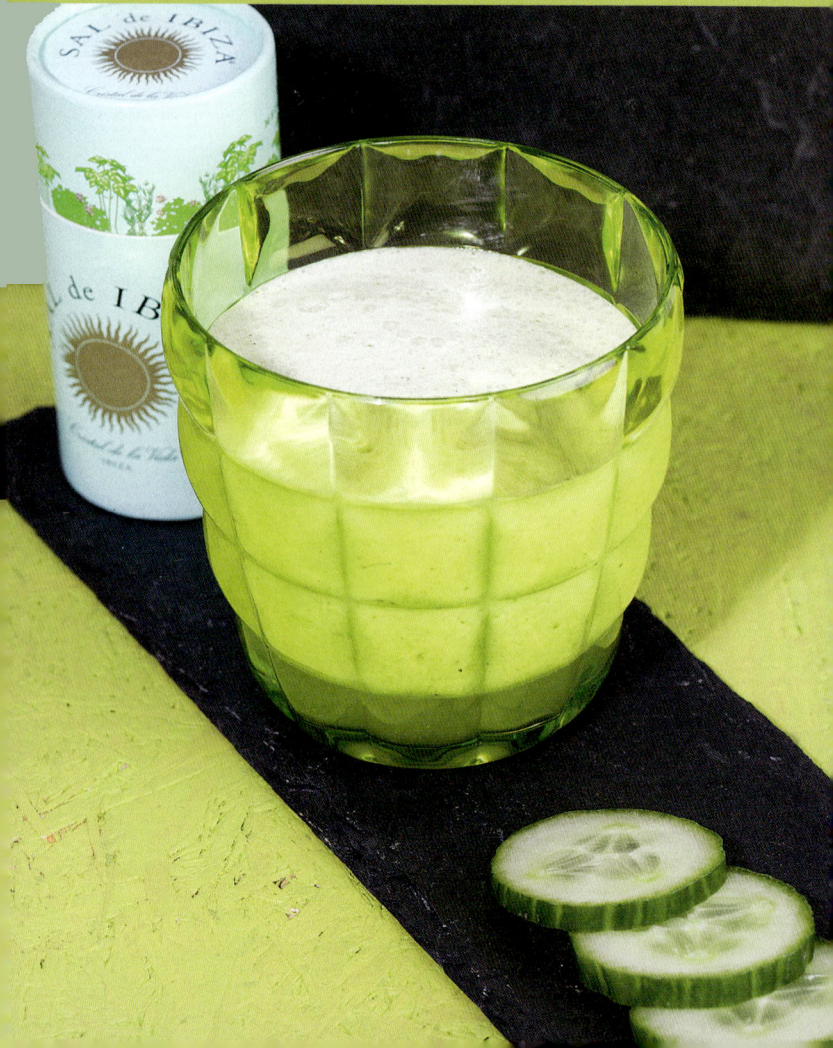

Für 1 Drink: 100 g Salatgurke I 40 g Sauerampfer I 1/2 Knoblauchzehe I
2 TL Olivenöl I 2 TL weißer Aceto balsamico I 40 g Crème fraîche I
1/4 TL mittelscharfer Senf I 3 EL (30 g) Eiweißpulver I Meersalz I
Cayennepfeffer I 2 Eiswürfel
Für die Deko: 2 dünne Bio-Gurkenscheiben (mit Schale) I 1 kleines
Sauerampferblättchen

373 kcal, 26,8 g EW, 18,1 g F, 3,9 g KH

1. Die Gurke schälen und in Würfel schneiden. Den Sauerampfer waschen,
trocken schleudern und die groben Stiele abknipsen. Die Knoblauchzehe
schälen und grob hacken.

2. Dann Gurken, Sauerampfer und Knoblauch in den Mixbehälter oder
eine hohe Rührschüssel geben. Olivenöl, Essig, Crème fraîche und Senf
hinzufügen und alles im Mixer oder mit dem Schneidstab sehr fein
pürieren.

3. Das Eiweißpulver und 100 ml kaltes Wasser dazugeben und nochmals
auf höchster Stufe 15 Sekunden kräftig mixen. Mit Salz und Cayennepfeffer abschmecken. Die Eiswürfel in ein hohes Glas geben, den Drink
darübergießen. Die Gurkenscheiben zur Hälfte einschneiden und an den
Glasrand stecken und mit dem Sauerampferblättchen garnieren.

TIPP Gerade kein Sauerampfer im Angebot? Macht nichts. Dann
nehmen Sie stattdessen Blattspinat. Er verleiht dem Drink auch
eine fein-säuerliche Note.

SAUERAMPFER

Enthält 2 mg Eisen und 117 g Vitamin C pro 100 g. Entschlackt,
entwässert und reinigt das Blut. Verleiht dem Shake einen
leckeren, säuerlichen Geschmack.

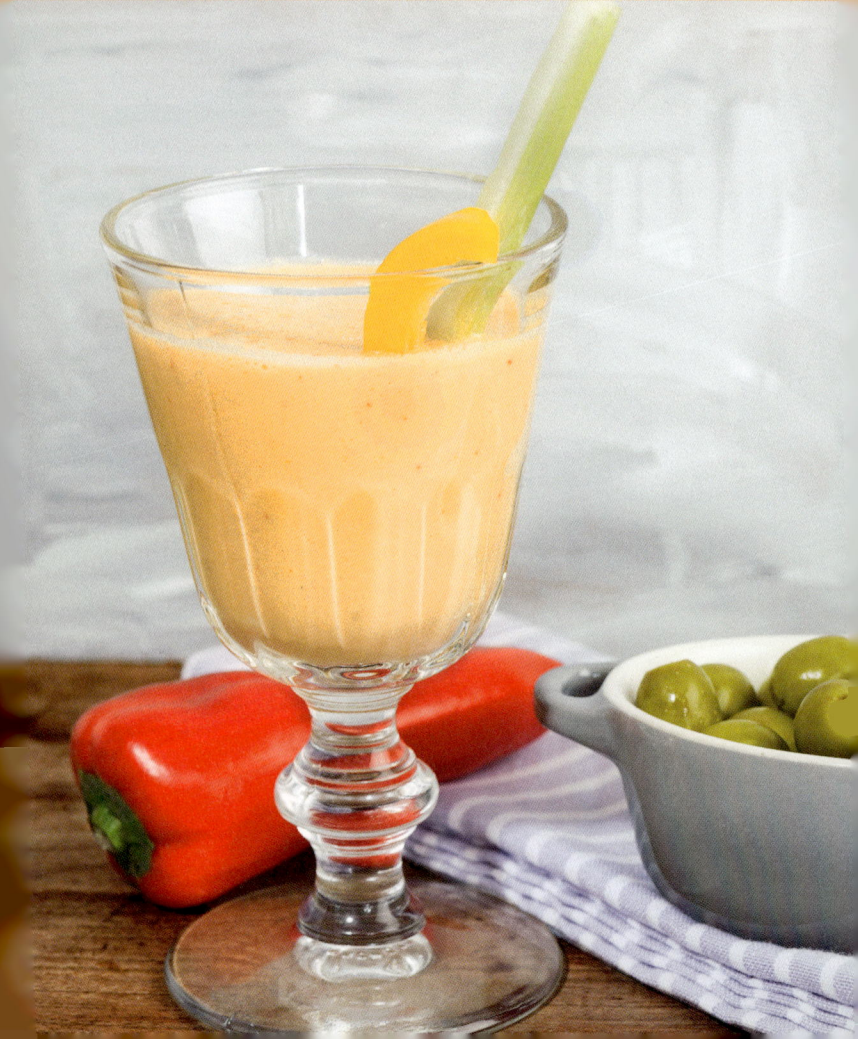

Gemüse-Oliven-Smoothie

Für 1 Drink: 1 Stück gelbe Paprikaschote (ca. 50 g) I 1 kleine Tomate (ca. 50 g) I 1 Stange Staudensellerie (ca. 40 g) I 4 grüne Oliven (ca. 25 g) I 50 g Schmand I 1 EL Olivenöl I 2 EL (20 g) Eiweißpulver I 100 g Crushed Ice I Meersalz I schwarzer Pfeffer aus der Mühle
Für die Deko: 1 dünne Stange Staudensellerie mit Grün

316 kcal • 19,4 g EW • 23,6 g F • 6,0 g KH

1. Die Paprikaschote und Tomate waschen, putzen und würfeln. Den Sellerie abbrausen, putzen und in dünne Scheiben schneiden. Das Olivenfleisch vom Stein schneiden. Das Gemüse und die Oliven in den Mixbehälter oder eine hohe Rührschüssel geben. Schmand, Olivenöl und 50 ml kaltes Wasser hinzufügen und das Ganze im Mixer oder mit dem Schneidstab fein pürieren.

2. Dann das Eiweißpulver und das Crushed Ice dazugeben, mit Salz und Pfeffer würzen und nochmals alles kurz und kräftig durchmixen. Den Smoothie in ein hohes Glas gießen und die Selleriestange hineinstellen.

OLIVENÖL

ist der Hauptgrund, warum Menschen, die sich mediterran ernähren, nur selten Herzinfarkte haben und länger gesund leben. Denn Olivenöl besteht zu 75 Prozent aus der einfach ungesättigten Ölsäure. Die schlägt nicht auf die Hüfte. Hochwertig (extra vergine) halten uns besonders seine Aromastoffe lange satt.

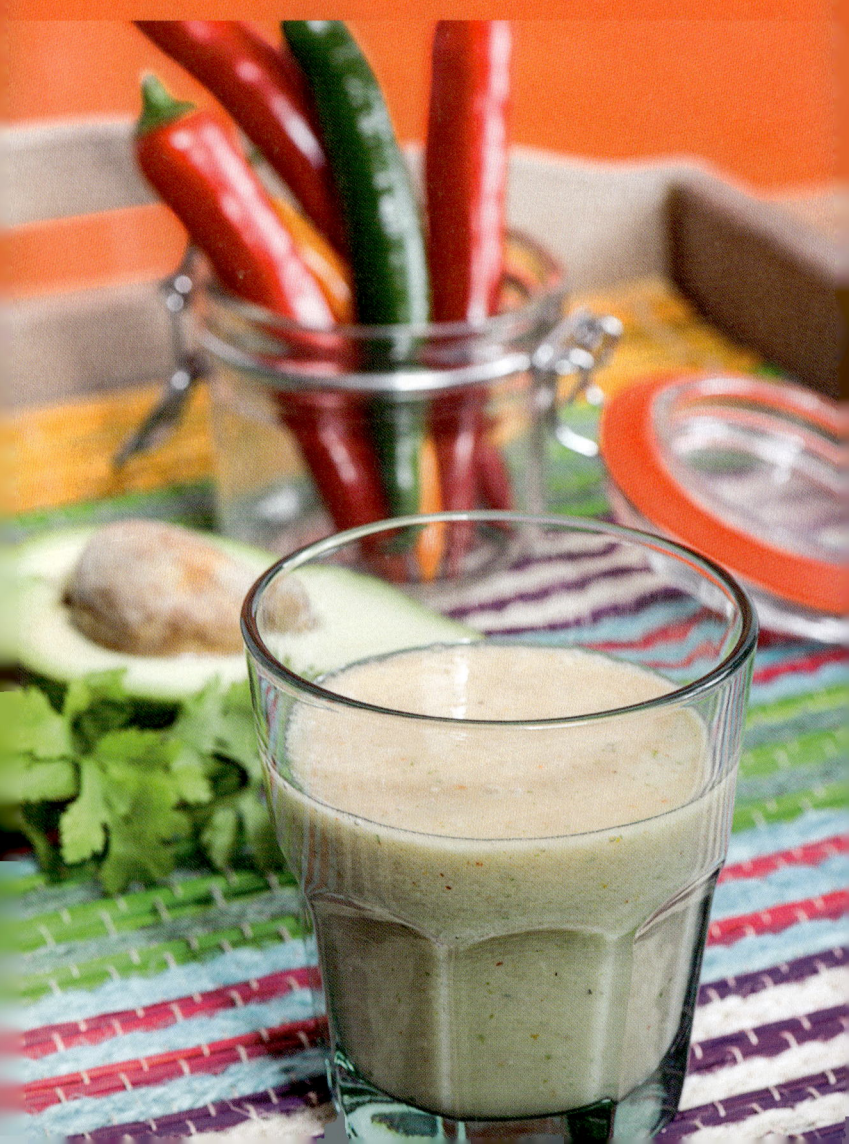

Scharfer Avocado-Drink

Für 1 Drink: 1/2 reife Avocado (ca. 75 g geputzt) I 1 EL Limettensaft I
1 rote Chilischote I 3 Stiele Koriandergrün I 100 ml Tomatensaft I
2 EL (20 g) Eiweißpulver I 50 ml kalte Buttermilch I 1 TL Leinöl I 100 g
Crushed Ice I Meersalz I schwarzer Pfeffer aus der Mühle
Für die Deko: 1 rote Chilischote I 1 kleiner Stiel Koriandergrün

323 kcal • 20,3 g EW • 23,7 g F • 5,8 g KH

1. Die Avocado entsteinen, Fruchtfleisch aus der Schale heben, grob
zerteilen und in den Mixer oder eine hohe Rührschüssel geben. Sofort
mit dem Limettensaft beträufeln. Die Chilischote putzen, entkernen,
waschen und in Streifen schneiden. Das Koriandergrün abbrausen,
trocken schütteln und die Blätter abzupfen. Chilis und Koriandergrün
zur Avocado geben. Den Tomatensaft dazugießen und alles im Mixer
oder mit dem Schneidstab cremig-fein pürieren.

2. Dann Eiweißpulver, Buttermilch, 50 ml kaltes Wasser, Leinöl und
Crushed Ice dazugeben, mit Salz und Pfeffer würzen. Alles nochmal 15
Sekunden kurz und kräftig mixen. Den Drink in ein hohes Glas gießen.
Die Chilischote zum Garnieren aufschneiden und an den Glasrand
stecken. Mit einem kleinen Stiel Koriandergrün garnieren.

TIPP *Wer lieber eine Suppe auslöffelt, statt einen Drink zu schlürfen, kann
den Smoothie auch als Kaltschale in einer Schüssel oder einem tiefen Teller
anrichten.*

CHILI

Capsaicin heizt dem Stoffwechsel ein, steigert die Fettverbrennung und erhöht so den Grundumsatz um ganze 2,5 Prozent.
Deshalb freuen wir uns so sehr und unsere Fettzellen so wenig
über Pasta arrabiata und Chiliöl.

Fenchel-Erdnuss-Smoothie

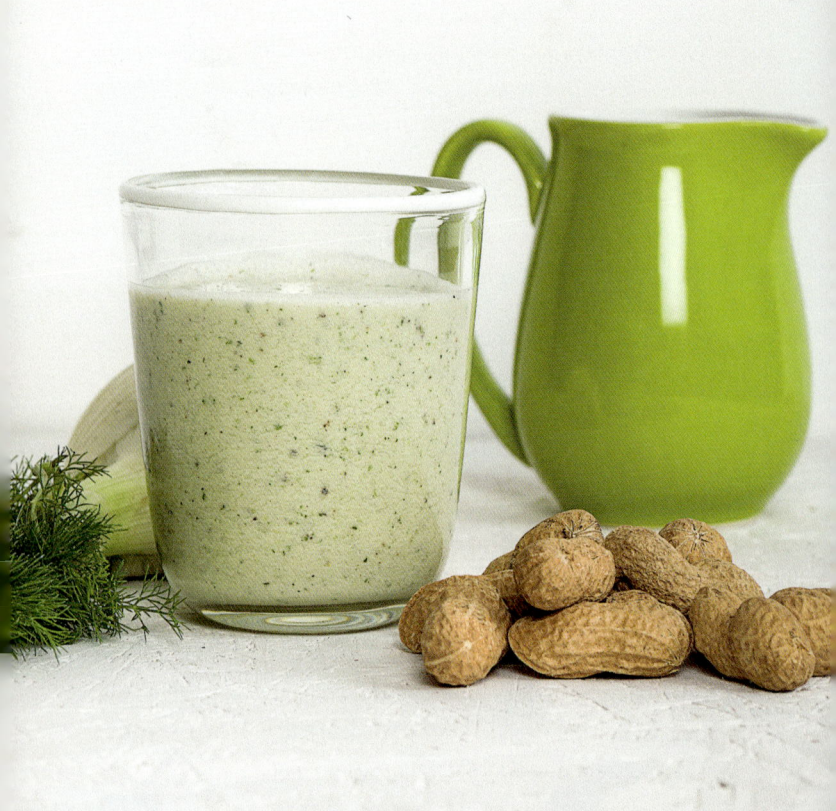

Für 1 Drink: 1/2 kleine Fenchelknolle (ca. 100 g) I 50 g Zucchini I 2 Stiele Petersilie I 2 TL Erdnussmus I 1 EL Apfelessig I 2 EL (20 g) Eiweißpulver I Meersalz I schwarzer Pfeffer aus der Mühle
Für die Deko: 1 TL fein gehackte Erdnusskerne I 1 kleiner Stiel Petersilie

222 kcal • 24,2 g EW • 10,8 g F • 5,4 g KH

1. Das Fenchelstück waschen, halbieren, vom Strunk befreien und in kleine Würfel schneiden. Die Zucchini waschen, putzen und ebenfalls klein würfeln. Die Petersilie abbrausen, trocken schütteln, die Blätter abzupfen.

2. Fenchel, Zucchini und Petersilie in einen Mixbehälter oder eine hohe Rührschüssel geben. Das Erdnussmus, Essig, Eiweißpulver und 150 ml eiskaltes Wasser hinzufügen und alles erst auf kleiner Stufe, dann auch höchster Stufe fein cremig pürieren. Den Drink kräftig mit Salz und Pfeffer abschmecken. In ein hohes Glas gießen und mit den Erdnüssen bestreuen. Den Drink mit einem Petersilienzweig garnieren. Sofort servieren.

APFELESSIG
Schon Hippokrates hat Apfelessig empfohlen. Kein Wunder: Essig reguliert den Stoffwechsel, macht schöne Haut und lindert Gelenkschmerzen mit seinen basischen Mineralien.

Pikanter Tomaten-Drink

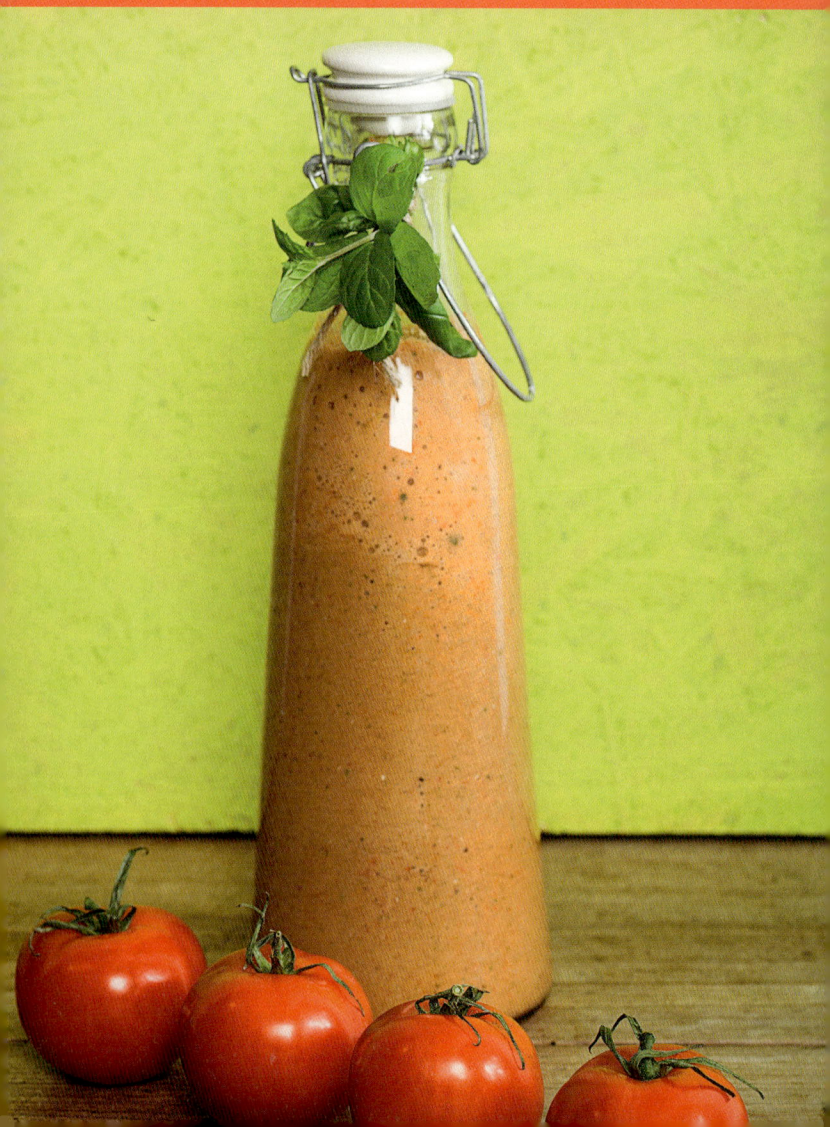

Für 1 Drink: 1 große Tomate (ca. 100 g) I 1 kleine rote Spitzpaprikaschote (ca. 40 g) I 1 schlanke Frühlingszwiebel (ca. 30 g) I 1/2 kleine Knoblauchzehe I 2 Basilikumblätter I 1 EL Olivenöl I 1 TL Walnussöl I 2 TL Zitronensaft I 2 EL (20 g) Eiweißpulver I 2–3 Eiswürfel (50 g) oder Crushed Ice I Meersalz I schwarzer Pfeffer aus der Mühle
Für die Deko: 1 Tomatenscheibe I 1 kleiner Basilikumzweig

226 kcal • 18,4 g EW • 13,9 g F • 5,9 g KH

1. Die Tomate und Spitzpaprika waschen, putzen und in Würfel schneiden. Die Frühlingszwiebel waschen, putzen und in dünne Scheiben schneiden. Knoblauch schälen und grob hacken. Die Basilikumblätter abreiben.

2. Tomaten, Paprika, Frühlingszwiebel, Knoblauch und Basilikum in den Mixer oder eine hohe Rührschüssel geben. Oliven- und Walnussöl sowie den Zitronensaft und 50 ml kaltes Wasser hinzufügen. Alles kurz auf kleiner Stufe starten, dann alles auf höchster Stufe cremig pürieren.

3. Das Eiweißpulver und das Eis hinzufügen und erneut kurz mixen. Mit Salz und Pfeffer würzen. Den Smoothie in ein großes Glas gießen. Die Tomatenscheibe und den Basilikumzweig an den Glasrand stecken. Sofort genießen.

TIPP Fans feuriger Genüsse können den Cocktail noch mit 2–3 Spritzern Tabasco schärfen.

TOMATE Kalium stärkt das Herz und hilft gegen Stress, Lycopin senkt das Risiko für Magen-, Lungen- und Prostatakrebs. Das Lycopin aus der gekochten Tomate ist übrigens leichter verwertbar für unseren Körper als das aus rohen Tomaten. Deswegen können Sie ruhig auch Dosentomaten verwenden.

Cremiger Kohlrabi-Shake

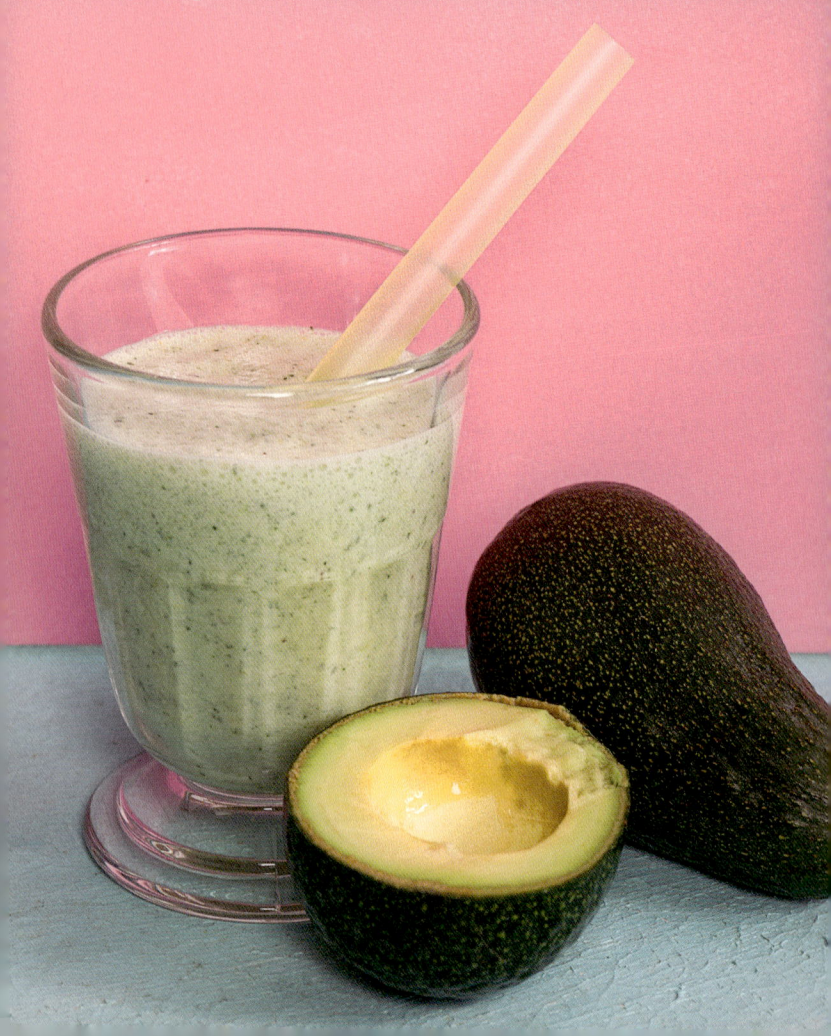

Für 1 Drink: 3–4 große Kohlrabiblätter (ca. 50 g) I 1/4 reife Avocado (ohne Stein; ca. 50 g) I 1 EL Zitronensaft I 1 TL (10 g) Mandelmus I 2 EL (20 g) Eiweißpulver I 50 ml Sahne I Meersalz I schwarzer Pfeffer aus der Mühle I abgeriebene Schale von 1 Bio-Zitrone
Für die Deko: 1 zartes Kohlrabiblatt mit Stiel

416 kcal • 30,2 g EW • 33,8 g F • 4,9 g KH

1. Die Kohlrabiblätter gründlich waschen, trocken schütteln, die Stiele abschneiden und die Blätter grob zerkleinern. Den Stein aus der Avocadohälfte lösen, das Fruchtfleisch aus der Schale heben und würfeln. Kohlrabigrün und Avocado in den Mixbehälter oder eine hohe Rührschüssel geben. Den Zitronensaft, das Mandelmus und 100 ml eiskaltes Wasser hinzufügen. Kurz auf kleiner Stufe starten, dann alles auf höchster Stufe cremig pürieren.

2. Das Eiweißpulver, die Sahne und weitere 100 ml eiskaltes Wasser dazugeben und das Ganze nochmals kurz mixen. Mit Salz, Pfeffer und Zitronenschale würzen. Den Drink in ein hohes Glas gießen, mit dem Kohlrabiblatt garnieren und mit einem langen Löffel servieren.

TIPP Wenn Sie zu den Glücklichen gehören, die Kohlrabi im eigenen Garten anbauen, sind Sie fein raus. Dann können Sie jede Menge knackig-frisches Kohlrabigrün ernten. Bei Kohlrabi aus dem Supermarkt unbedingt darauf achten, dass er aus biologischem Anbau stammt.

KOHLRABI Von allen Kohlarten die verträglichste Variante. Er hat einen hohen Vitamin-C-Anteil. Er steckt außerdem voll Vitamin A und K, Biotin und Folsäure. Seine Glucosinulate (Senföle) unterstützen die Abwehrkräfte und die Verdauung. Wichtig: Die Blätter mitessen, dort stecken die meisten Mineralstoffe und Vitamine! Passen wunderbar in den Smoothie.

Zucchini-Salat-Smoothie

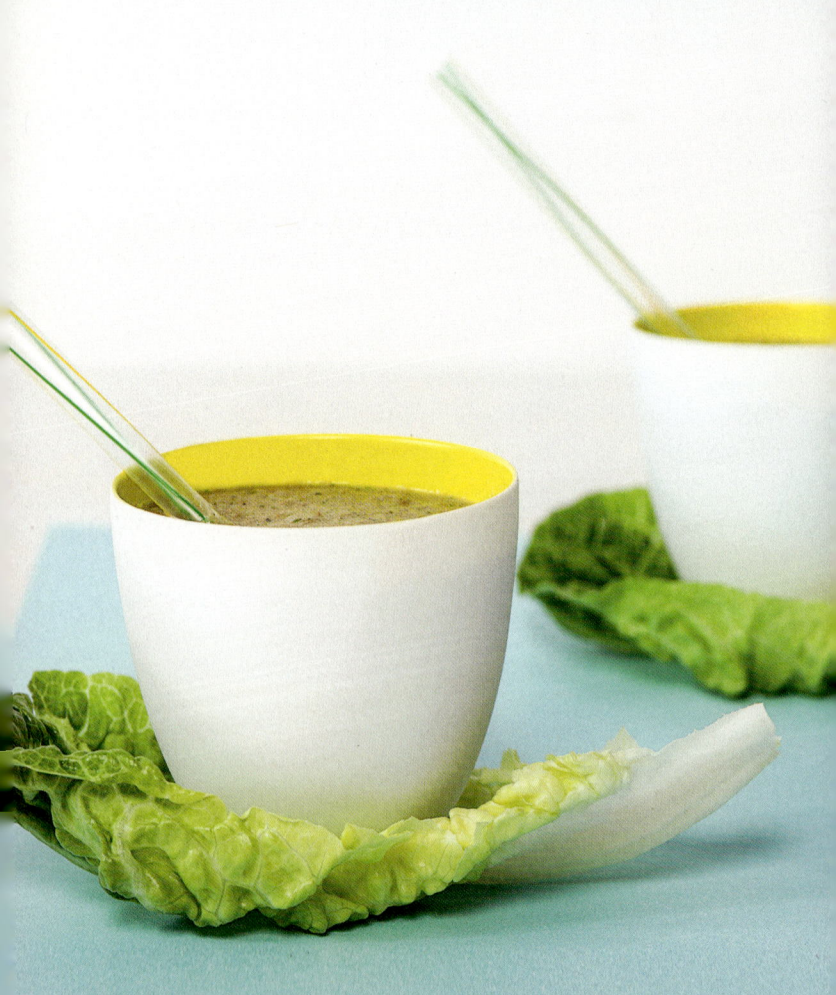

Für 1 Drink: 50 g Zucchini I 1/2 kleine Schalotte I 1 EL Olivenöl 2 EL (25 g) Sonnenblumenkerne I 1 Mini-Romanasalat (ca. 100 g) I 1 EL Zitronensaft I 2 EL (20 g) Eiweißpulver I Meersalz I schwarzer Pfeffer aus der Mühle
Für die Deko: 1 Mini-Romanasalatblatt

313 kcal • 23,9 g EW • 21,1 g F • 6,0 g KH

1. Die Zucchini waschen, putzen und in kleine Würfel schneiden. Die Schalotte schälen und würfeln. Das Öl in einer kleinen Pfanne erhitzen, die Zucchini, Schalotten und Sonnenblumenkerne darin bei mittlerer Hitze 3 Minuten braten. Vom Herd nehmen und abkühlen lassen.

2. Inzwischen den Salat in Blätter zerlegen, waschen, trocken schütteln und grob zerschneiden. Mit der Zucchinimischung in den Mixer oder eine hohe Rührschüssel geben. Den Zitronensaft dazugeben und mit 150 ml kaltem Wasser auffüllen. Alles kurz auf kleiner Stufe mixen, dann auf höchster Stufe fein cremig pürieren.

3. Das Eiweißpulver dazugeben, mit Salz und Pfeffer würzen und noch-mals alles kurz und kräftig mixen. Den Drink in ein hohes Glas gießen. Das Salatblatt für die Deko waschen, putzen und in feine Streifen schnei-den, auf den Drink streuen. Den Drink mit einem dicken Trinkhalm servie-ren.

BLATTSALATE 100 Gramm Blattsalat bestehen zu 95 Prozent aus Wasser und haben daher gerade mal 12 Kalorien. Frischer, reifer Salat versorgt uns mit sekundären Pflanzenstoffen wie Polyphe-nolen, Flavonoiden und Karotinoiden. Und das Chlorophyll der grünen Blätter ist das Hallo-wach-Geheimnis der Smoothies.

Spinat-Erdbeer-Mix

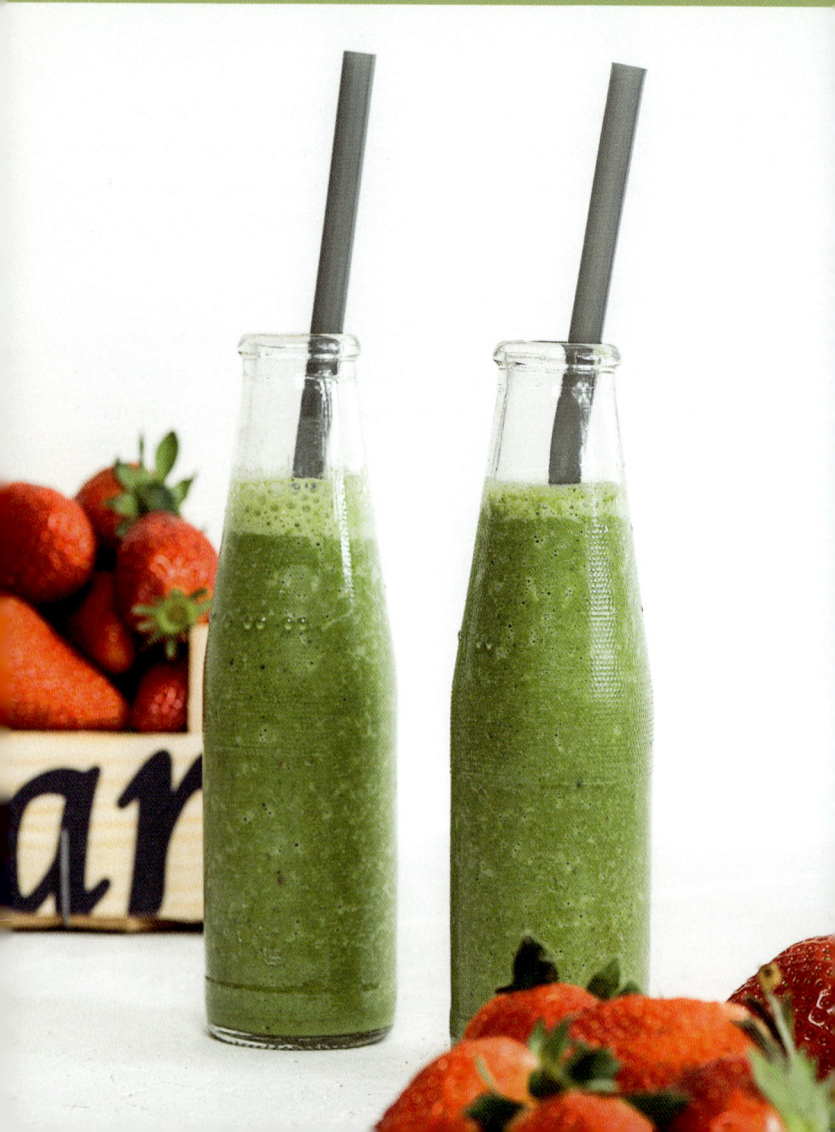

Für 1 Drink: 75 g Baby-Spinat I 50 g Erdbeeren I 1 EL Zitronensaft I 2 TL Hanfsamen- oder Mandelmus I 2 EL (20 g) Eiweißpulver I 50 g Eiswürfel oder Crushed Ice I Meersalz I schwarzer Pfeffer aus der Mühle
Für die Deko: 2-3 Baby-Spinatblätter

232 kcal • 23,3 g EW • 12,1 g F • 4,1 g KH

1. Den Spinat waschen, verlesen, harte Stiele entfernen, Blätter grob zerkleinern. Die Erdbeeren kurz abbrausen und putzen. Spinat, Erdbeeren und Zitronensaft mit dem Hanfsamen- oder Mandelmus in den Mixbehälter oder eine hohe Rührschüssel geben. 100 ml kaltes Wasser dazugeben und alles in 15 Sekunden cremig-fein pürieren.

2. Eiweißpulver und Eiswürfel hinzufügen, nochmals alles kurz und kräftig pürieren. Den Smoothie mit Salz und Pfeffer abschmecken und in ein großes Glas gießen. Die Spinatblätter auf den Drink legen und sofort servieren.

TIPP *Wenn es würziger sein soll, können Sie den Spinat durch Rucola oder Brunnenkresse ersetzen.*

HANFNÜSSE Ersparen uns den Lebertran, da sie reich an Omega-3-Fettsäuren sind. Die kleinen Powernüsse lassen auch noch Muskeln wachsen: Sie enthalten 22 Prozent Eiweiß und alle 8 essenziellen Aminosäuren.

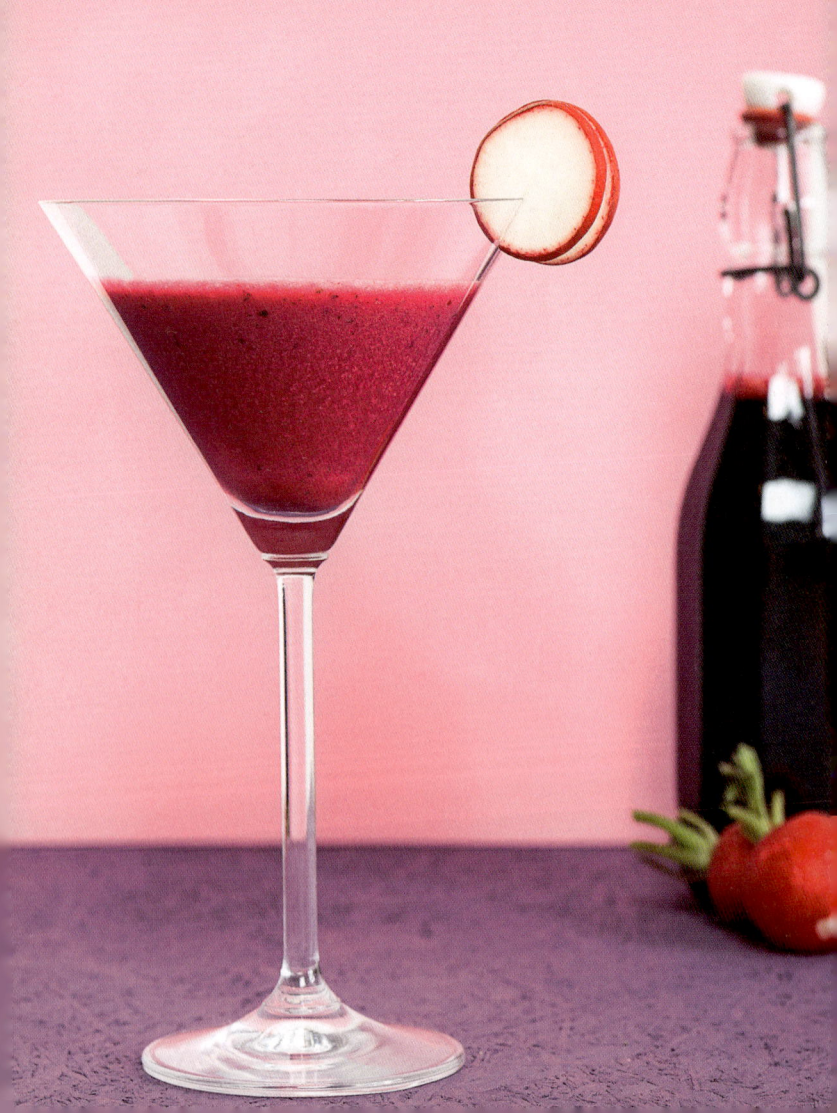

Radieschen-Drink

Für 1 Drink: 80 g Radieschen I 4 zarte Radieschenblätter I 30 ml Rote-Bete-Saft I 2 EL (20 g) Eiweißpulver I 1 EL (30 g) Dickmilch I 2 TL Leinöl I 1 TL Zitronensaft I Meersalz I schwarzer Pfeffer aus der Mühle I 2 Eiswürfel
Für die Deko: 2 Radieschenscheiben

223 kcal • 18,5 g EW • 17,5 g F • 5,8 g KH

1. Die Radieschen waschen und putzen, die Radieschenblätter abbrausen. Die Radieschen in kleine Würfel schneiden, mit den Blättern in den Mixbehälter oder in ein hohes Rührgefäß geben. Den Rote-Bete-Saft hinzufügen und das Ganze fein pürieren.

2. Das Eiweißpulver, die Dickmilch, Leinöl und 100 ml eiskaltes Wasser dazugeben und alles nochmals kurz und kräftig mixen. Mit Zitronensaft, Salz und Pfeffer abschmecken. Die Eiswürfel in ein großes Glas geben, den Drink darauf abgießen. Die Radieschenscheiben zur Hälfte einschneiden und an den Rand stecken.

RADIESCHEN

Versorgen den Körper mit Vitamin C, Kalzium, Magnesium, Kalium, Eisen und Enzymen. Die enthaltenen ätherischen Öle bringen die Verdauung in Schwung und schwemmen Wasser aus dem Körper. Die Blätter geben dem Smoothie eine wunderbar scharfe Note.

Basilikum-Pesto-Lassi

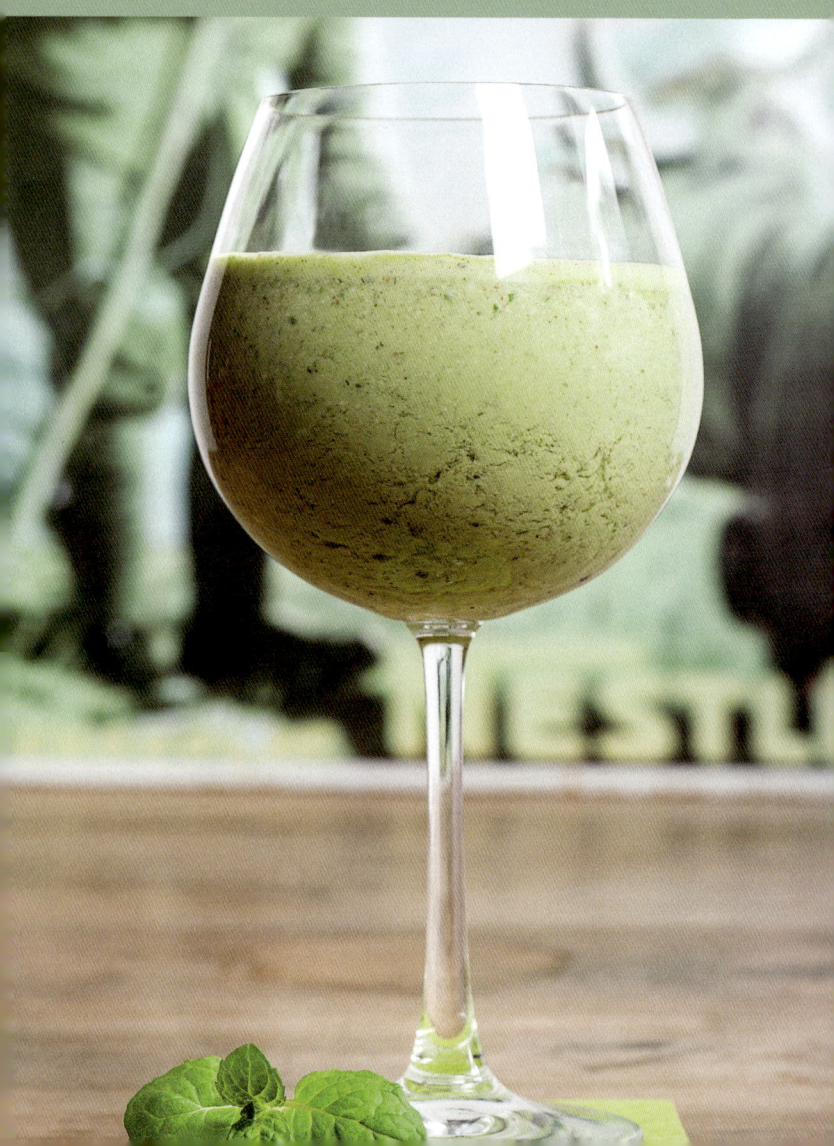

Für 1 Drink: 1/2 Bund Basilikum (ca. 20 g) I 1 kleine Knoblauchzehe I
6 Pekannusskerne (10 g) I 2 EL Olivenöl I 3 EL (30 g) Eiweißpulver I
50 ml Kefir I Meersalz I schwarzer Pfeffer aus der Mühle I 1/2 TL Aceto
balsamico I 2 Eiswürfel
Für die Deko: 1–2 Basilikumblätter

367 kcal • 27,6 g EW • 25,8 g F • 5,3 g KH

1. Die Basilikumblätter von den Stielen zupfen, abreiben und grob hacken. Die Knoblauchzehe schälen und hacken. Pekannüsse grob hacken. Basilikum, Knoblauch und Nüsse in den Mixbehälter oder eine hohe Rührschüssel geben. Olivenöl und 100 ml kaltes Wasser hinzufügen und alles im Mixer oder mit dem Schneidstab glatt pürieren.

2. Dann das Eiweißpulver, Kefir und 50 ml kaltes Wasser dazugeben und nochmals alles kurz und kräftig mixen. Mit Salz, Pfeffer und Aceto balsamico abschmecken.

3. Die Eiswürfel in ein großes Glas geben, den Drink darüber abgießen und mit den Basilikumblättern garnieren.

TIPP *Auf die gleiche Art können Sie auch einen Bärlauch-Pesto-Drink zubereiten. Da das Kraut eine knoblauchwürzige Note hat, die Knoblauchzehe weglassen.*

BASILIKUM Besonders in Kombination mit Tomaten entfaltet Basilikum sein unvergleichliches Italienurlaubaroma. Außerdem stärken die aromatischen Blätter die Verdauungsorgane und beruhigen die Nerven.

Paprika-Möhren-Shake

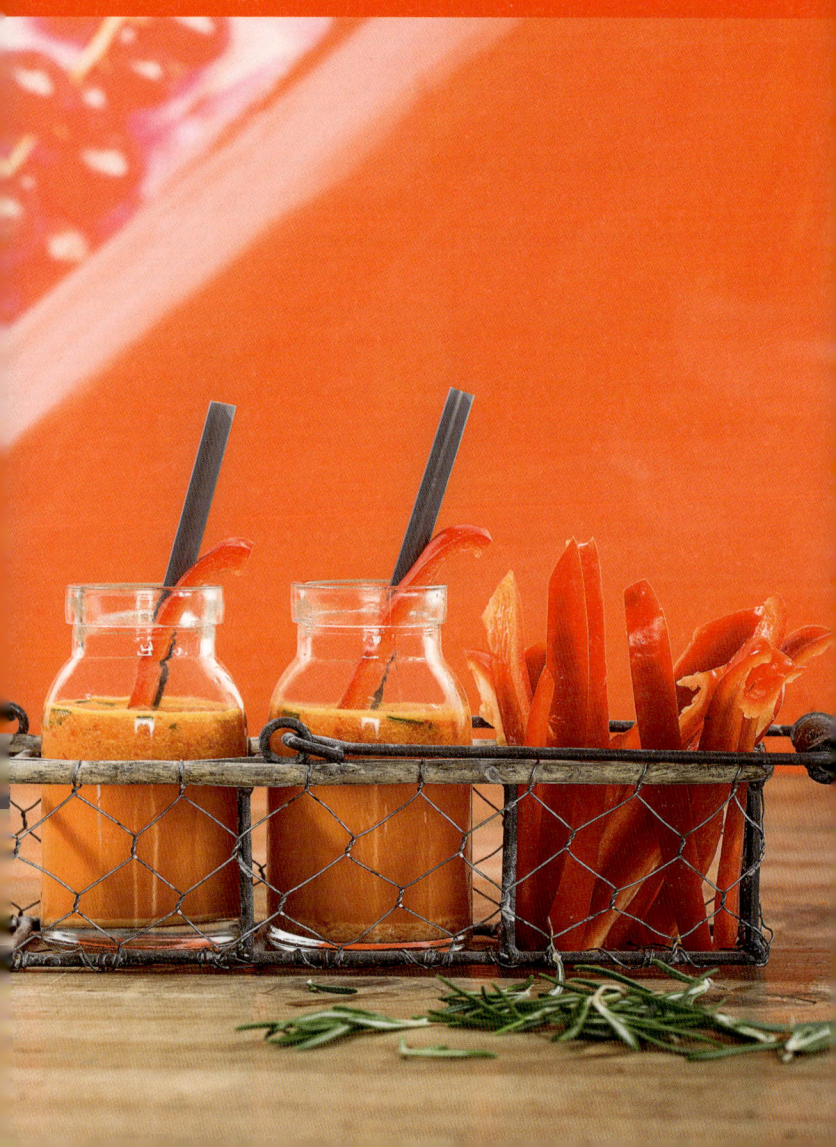

Für 1 Drink: 1 rote Spitzpaprikaschote (ca. 100 g) I 1 EL Zitronensaft I 2 TL Leinöl I 2 EL (20 g) Eiweißpulver I 50 ml Karottensaft I Meersalz I schwarzer Pfeffer aus der Mühle I 1/2 TL frisch gehackter Rosmarin I 2 Eiswürfel
Für die Deko: einige Alfalfasprossen

195 kcal • 17,7 g EW • 10,7 g F • 5,9 g KH

1. Die Paprikaschote waschen, halbieren, entkernen und würfeln. Paprikawürfel, Zitronensaft und Leinöl in den Mixbehälter oder eine hohe Rührschüssel geben und alles erst bei niedriger, dann bei hoher Stufe gründlich pürieren.

2. Das Eiweißpulver, den Karottensaft und 100 ml Wasser dazugeben. Nochmals alles kurz und kräftig mixen. Den Drink mit Salz, Pfeffer und Rosmarin abschmecken.

3. Die Eiswürfel in ein großes Glas geben, den Drink darübergießen und mit einigen Sprossen bestreuen. Den Drink mit einem dicken Trinkhalm servieren.

TIPP *Möhren und Paprika immer mit etwas Öl genießen, damit das Vitamin A auch zur Körperzelle gelangt.*

PAPRIKA

Je röter, desto mehr Capsaicin, desto mehr wird die Fettverbrennung angekurbelt. Außerdem stecken Paprika voller Vitamin C und Provitamin A.

Spitzkohl-Heidelbeer-Drink

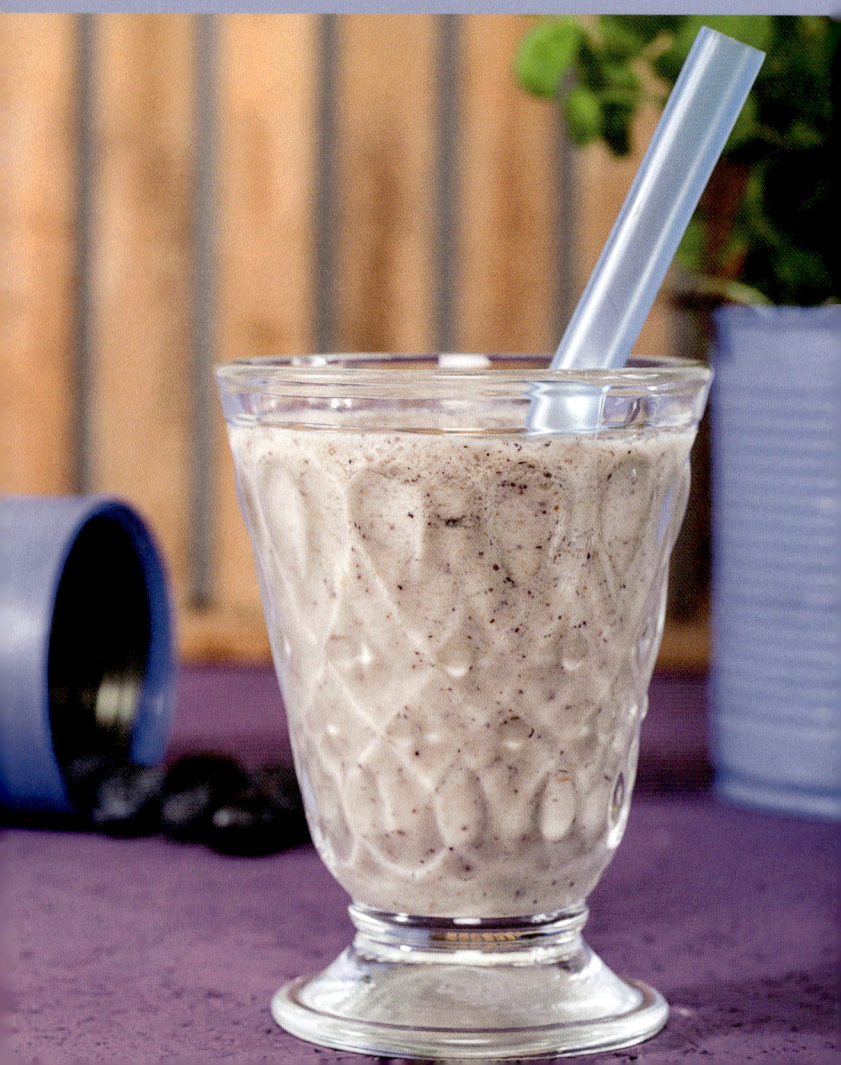

Für 1 Drink: 50 g Heidelbeeren I 1 Spitzkohlblatt (ca. 50 g) I 1 Zweig Minze I 2 EL Zitronensaft I 2 TL kalt gepresstes Sesamöl I 2 EL (20 g) Eiweißpulver I 1 Msp. gemahlener Kardamom I 1/4 TL Zimt I Meersalz I schwarzer Pfeffer aus der Mühle I 2 Eiswürfel
Für die Deko: 1 zartes Spitzkohlblatt

199 kcal • 17,4 g EW • 10,9 g F • 6,0 g KH

1. Die Heidelbeeren kurz abbrausen und abtropfen lassen. Das Spitzkohlblatt waschen, putzen und grob zerschneiden. Minze abbrausen, trocken schütteln, Blätter abzupfen und grob hacken.

2. Die vorbereiteten Zutaten in den Mixbehälter oder eine hohe Rührschüssel geben. Den Zitronensaft, das Sesamöl und 150 ml kaltes Wasser zufügen. Den Inhalt erst auf kleinster Stufe starten, dann auf höchster Stufe cremig pürieren.

3. Das Eiweißpulver, Kardamom, Zimt, Salz und Pfeffer dazugeben und erneut kurz mixen. Die Eiswürfel in ein großes Glas geben, den Drink darübergießen und mit dem zarten Kohlblatt dekorieren.

TIPP *Wenn Sie den Geschmack lieber kräftiger mögen, können Sie den Spitzkohl durch Wirsing ersetzen.*

SPITZKOHL
Zählt wie Kohlrabi zu den leicht verdaulichen und gut verträglichen Kohlsorten. Trumpft auf mit hohem Vitamin- und niedrigem Kaloriengehalt. Kommt von Mai bis Dezember aus deutscher Ernte.

Brokkoli-Nuss-Smoothie

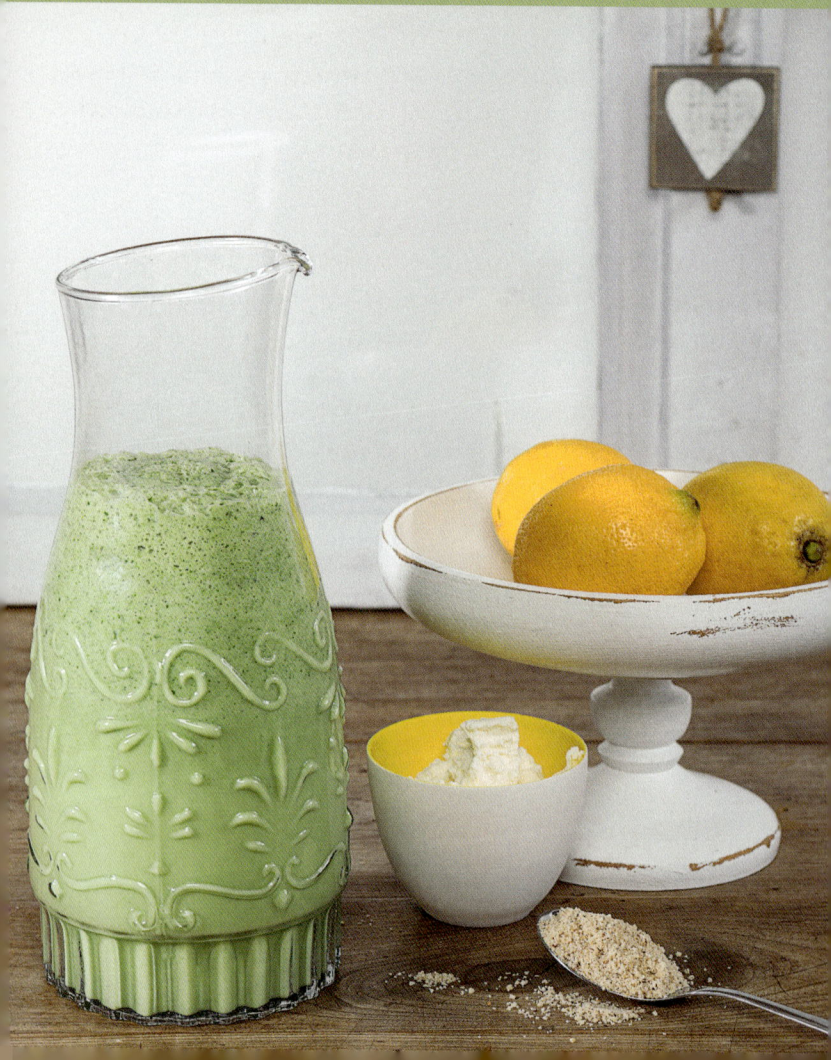

Für 1 Drink: 60 g Brokkoliröschen I 40 g Feldsalat I 1 TL Haselnussmus I
1 EL Zitronensaft I 2 EL (20 g) Eiweißpulver I 50 g Doppelrahm-Frischkäse I
50 g Crushed Ice I Meersalz I schwarzer Pfeffer aus der Mühle I frisch
geriebene Muskatnuss. **Für die Deko:** 1 EL fein gemahlene Haselnüsse

335 kcal • 26,2 g EW • 22,9 g F • 4,8 g KH

1. Den Brokkoli waschen, putzen und klein schneiden. Den Feldsalat
gründlich waschen, trocken schütteln und verlesen. Brokkoli und Feldsalat
in den Mixbehälter oder eine hohe Rührschüssel geben. Das Haselnussmus, Zitronensaft und 100 ml kaltes Wasser hinzufügen und alles cremig
fein pürieren.

2. Dann das Eiweißpulver, Frischkäse und Crushed Ice dazugeben und
nochmals alles kurz mixen. Mit Salz, Pfeffer und Muskat kräftig abschmecken.

3. Ein hohes Glas am oberen Rand mit Wasser befeuchten und in die
gemahlenen Haselnüsse tauchen, sodass ein Nussrand entsteht.
Den Drink in das Glas füllen und sofort servieren.

TIPP *Im Winter können Sie den Brokkoli durch 3–4 Rosenkohlröschen
ersetzen.*

BROKKOLI Warum ist der eigentlich so gesund? Weil er uns mit
den Vitaminen C, E und A und jeder Menge sekundärer Pflanzen-
stoffe versorgt. Seine Vitalstoffe stimulieren das Immunsystem,
wirken gegen Bakterien und Viren, verhindern das Wachstum von
Tumorzellen, kontrollieren den Hormonspiegel, verbessern den
Blutfluss und stärken die Libido. Der Antikrebsstoff Sulforaphan
im Brokkoli kann laut neuen Studien sogar Bauchspeicheldrüsen-
krebszellen eindämmen.

Kräuter-Karotten-Flip

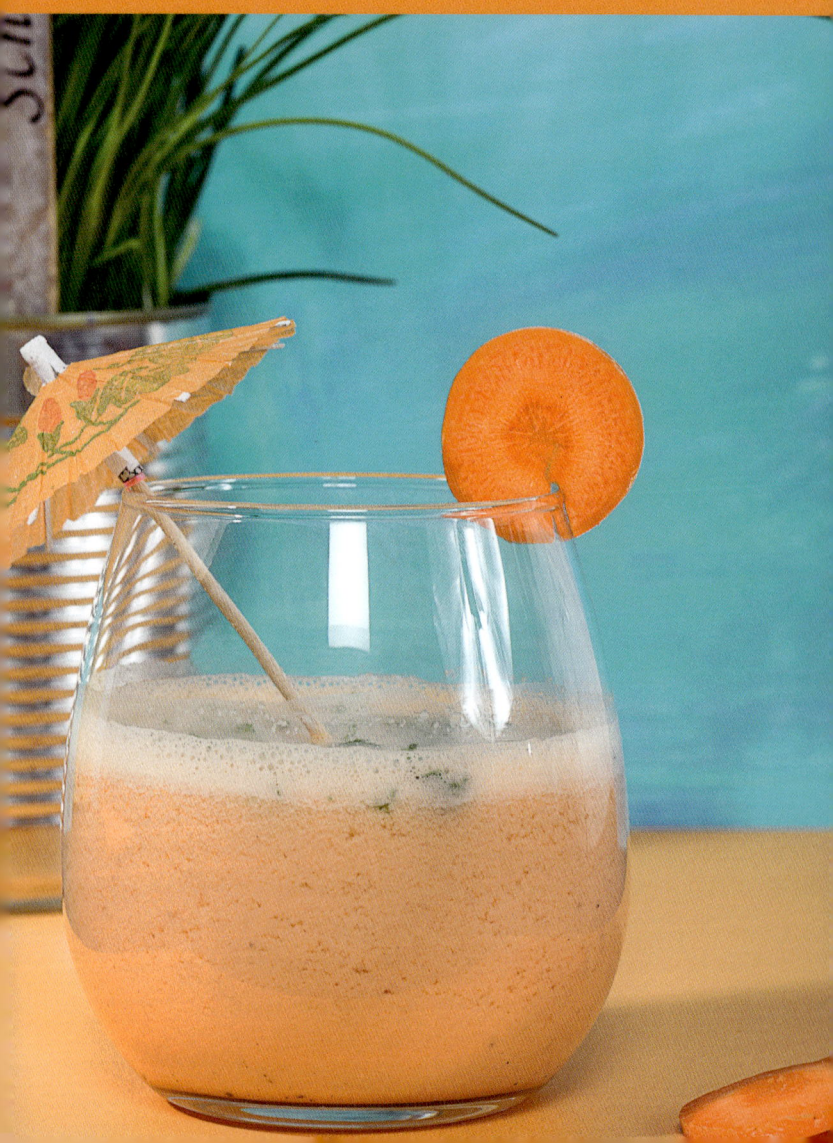

Für 1 Drink: 1 ganz frisches Ei (Größe M) I 50 g Joghurt I 60 ml kalter Karottensaft I 2 EL (20 g) Eiweißpulver I Meersalz I weißer Pfeffer aus der Mühle I 1 Prise Cayennepfeffer I je 2 Stiele Petersilie, Zitronenmelisse und Schnittlauch (oder 1 Handvoll junger Giersch)
Für die Deko: einige Kräuterblättchen

201 kcal • 25,1 g EW • 8,2 g F • 6,0 g KH

1. Das Ei aufschlagen, mit dem Joghurt und dem Karottensaft in den Mixbehälter oder ein hohes Rührgefäß geben und 15 Sekunden kräftig mixen.

2. Dann das Eiweißpulver und 100 ml eiskaltes Wasser zufügen, erneut kurz durchmixen. Mit Salz, Pfeffer und Cayennepfeffer abschmecken.

3. Die Kräuter abbrausen, trocken schütteln, die Petersilien- und Melisseblättchen abzupfen und fein hacken, den Schnittlauch in feine Röllchen schneiden. Die Kräuter unter den Flip rühren, in ein Glas gießen und mit einigen Kräutern garnieren.

GIERSCH
Viele ärgern sich über das Unkraut im Garten. Sichtweise ändern. Im Mittelalter galt Giersch als Heilpflanze gegen Gicht, Arthritis und Rheuma. Er wirkt krampflösend, entgiftend und blutreinigend. Lecker im Smoothie.

Gurken-Wasabi-Drink

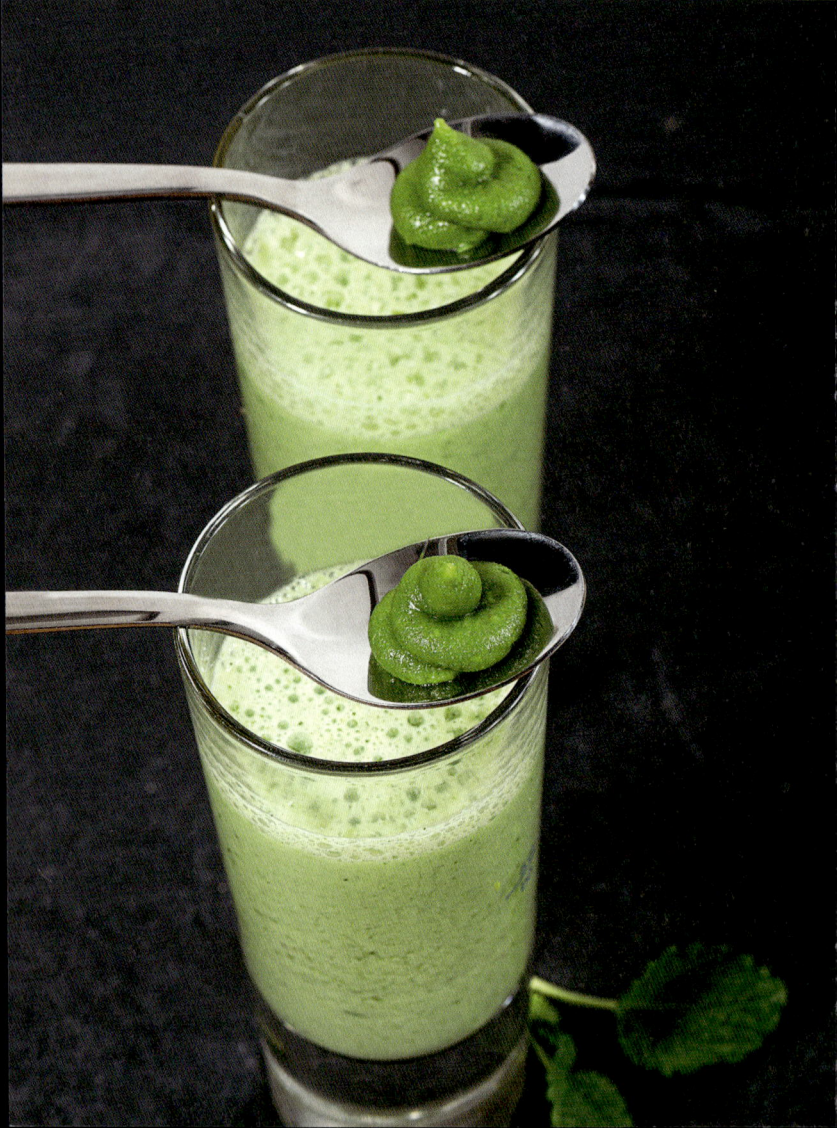

Für 1 Drink: 1 Stück Salatgurke (ca. 125 g) I 4 Stiele Dill I 1/2 TL Wasabi (grüne Meerrettichpaste) I 1 EL Limettensaft I 75 ml kalter Sojadrink I 2 EL (20 g) Eiweißpulver I Meersalz I Cayennepfeffer I 2 Eiswürfel
Für die Deko: 2 dünne Gurkenscheiben I 1 Dillzweig

120 kcal • 19,3 g EW • 2,3 g F • 4,6 g KH

1. Die Gurke putzen, schälen und klein würfeln. Den Dill abbrausen, trocken schütteln, die Blättchen abzupfen. Gurken und Dill in den Mixbehälter oder eine hohe Rührschüssel geben. Wasabi, Limettensaft und Sojadrink dazugeben und alles erst auf kleiner, dann auf große Stufe fein pürieren und mixen.

2. Eiweißpulver, Meersalz, Cayennepfeffer und 75 ml kaltes Wasser dazugeben und nochmals alles kurz und kräftig mixen.

3. Die Eiswürfel in ein hohes Glas geben, den Drink darauf abgießen. Zum Garnieren die Gurkenscheiben locker umklappen und auf einen kleinen Holzspieß stecken, auf den Glasrand legen. Mit dem Dill garnieren. Sofort servieren.

TIPP *Natürlich können Sie statt Wasabi auch geriebenen Meerrettich aus dem Glas verwenden.*

WASABI

Wasabipaste wird aus der Wuzel der gleichnamigen Pflanze gewonnen. Ähnlich wie bei unserem Meerrettich, entfaltet sich die Schärfe vor allem in der Nase. In der japanischen Medizin wird Wasabi als Heilpflanze gegen bakterielle Entzündungen und Virusinfektionen eingesetzt. Die Senfölglykoside senken außerdem das Krebsrisiko.

Kleiner Keto-Kompass

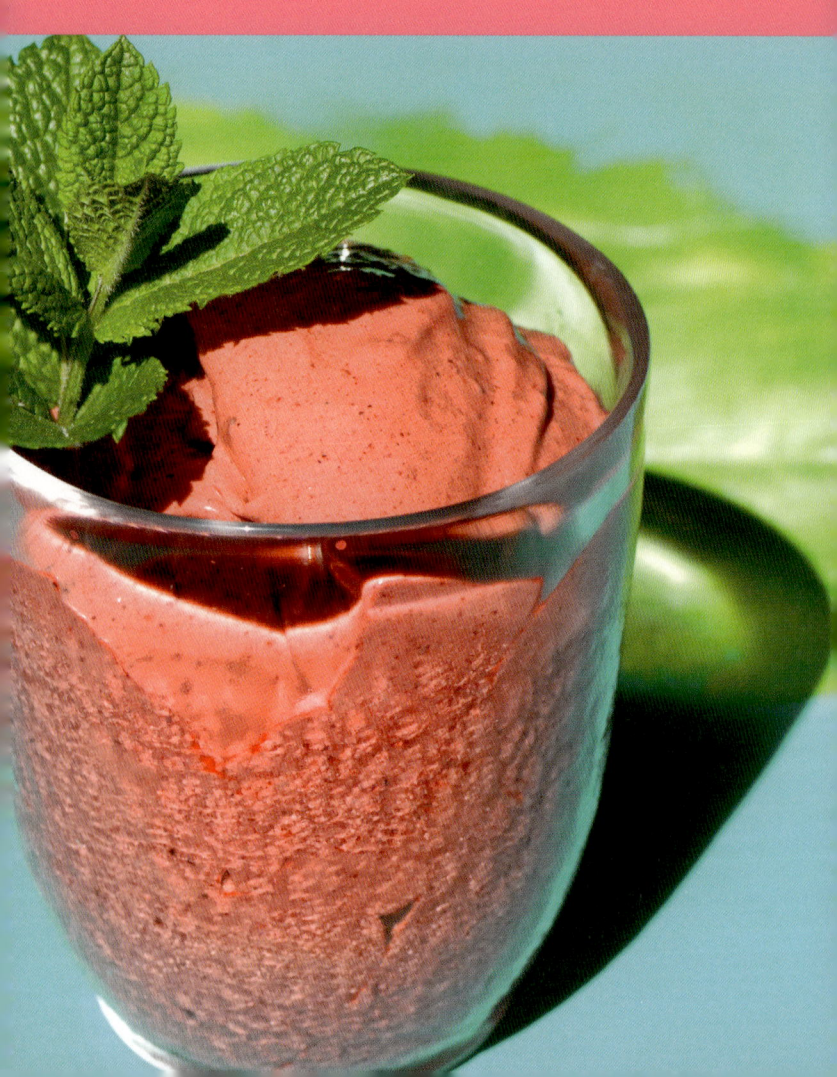

UNBEGRENZT ERLAUBT

Diese Lebensmittel sind praktisch kohlenhydratfrei
und müssen nicht berechnet werden

- Avocado
- Eier
- alle Sorten Fleisch, Wild, Geflügel
- alle Sorten Fisch und Meeresfrüchte
- viele Sorten Käse
  z.B. Bergkäse, Camembert Doppelrahmstufe,
  Edamer, Emmentaler, Gouda, Handkäse,
  Mozzarella, Parmesan, Roquefort, Schafskäse,
  Ziegenkäse ...

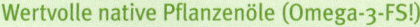

Fette
- wie Butter, Butterschmalz, natives
  Kokosöl/-fett, Speck, Schweine- und
  Gänseschmalz

Wertvolle native Pflanzenöle (Omega-3-FS!)
- wie Olivenöl, Arganöl, Leinöl, Hanföl, Nussöle, Rapsöl

- Stevia, Erytrol, Aspartam

Wichtig: wo's geht auf Bioqualität achten.

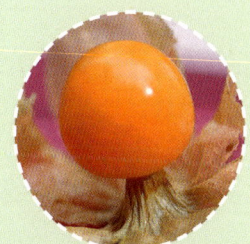

MAXIMAL 250 G PRO PORTION AUS DIESER LISTE

Diese Lebensmittel enthalten bis zu 2 g Kohlenhydrate
pro 100 g Lebensmittel

Gemüse

- Chinakohl (1,2)
- Mangold (0,7)
- Portulak (0,6)
- Sauerkraut (0,8)
- Spinat (0,6)

Salate und Kräuter

- Brunnenkresse
  (0,4)
- Eisbergsalat (1,9)
- Endiviensalat (1,2)
- Feldsalat (0,7)
- Kopfsalat (1,1)
- Radicchio (1,5)
- Schnittlauch (1,6)
- Sauerampfer (2)
- Breitwegerich (1,8)

Pilze

- alle Sorten (<1)
  außer Shiitake und Trüffel

Samen und Sprossen

- Bambussprossen (1)
- Leinsamen (0)
- Oliven (1,8)

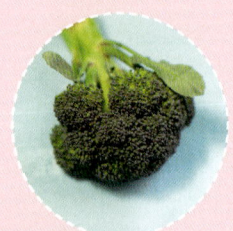

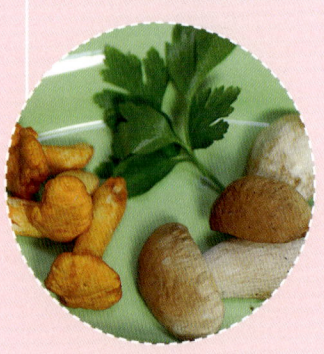

MAXIMAL 150 G PRO PORTION AUS DIESER LISTE

Diese Lebensmittel enthalten bis zu 3 g Kohlenhydrate
pro 100 g Lebensmittel

Gemüse und Salat

- Artischocke (2,6)
- Aubergine (2,5)
- Blumenkohl (2,3)
- Brokkoli (2,5)
- Fenchel (2,8)
- Grünkohl (2,5)
- Gurken (1,8)
- Knollensellerie (2,3)
- Löwenzahnblätter (2,4)
- Paprika (2,9)
- Radieschen (2,1)
- Rettich (2,4)
- Rhabarber (1,4)
- Rucola (2,1)
- Schwarzwurzel (1,6)
- Spargel (2)
- Staudensellerie (2,2)
- Tomate (2,6)
- Wirsing (2,4)
- Zucchini (2,2)

Sprossen

- Alfalfa-Sprossen (2,1)
- Bohnensprossen (2,3)

Milchprodukte

- Crème fraîche (40 %) (2,5)

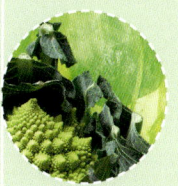

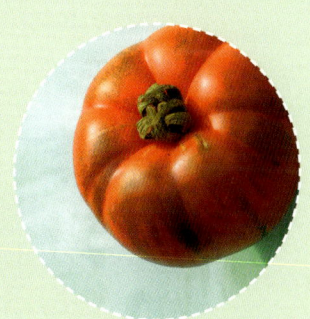

MAXIMAL 100 G BZW. 100 ML PRO PORTION AUS DIESER LISTE

Diese Lebensmittel enthalten bis zu 5 g Kohlenhydrate
pro 100 g Lebensmittel

Gemüse und Salat

- Bohnen (grün) (5)
- Frühlingszwiebel (3)
- Kohlrabi (3,7)
- Kürbis (4,6)
- Karotten (4,8))
- Lauch (3,3))
- Rosenkohl (3,3))
- Rotkohl (3,5)
- Topinambur (4)
- weiße Rüben (4,7)
- Weißkraut (4,2)

Salate und Kräuter

- Bärlauch (4)

Nüsse und Samen

- Kokosnuss (4,8)
- Macadamianüsse (4)
- Mohnsamen (4,2)
- Paranüsse (3,6)
- Pekannüsse (4,4)

Milch- und Milchersatzprodukte (vollfett)

- Buttermilch (4)
- Dickmilch (4)
- Frischkäse (2,6)
- Kefir (4)
- Kochkäse (3,4)
- Kuhmilch (3,5 %) (4,8)
- Mandeldrink (3)
- Mascarpone (3,6)
- Molke (4,7)
- Mozzarella (3,3)
- Naturjoghurt (3,5 %) (4)
- Schlagsahne (30 %) (3,4)
- saure Sahne (10 %) (3,7)
- Schafmilch (4,7)
- Schmand (24 %) (3,2)
- Sojadrink (ungesüßt) (2,5)
- Speisequark (alle Fettstufen) (2,6)
- Tofu (1,9)
- Ziegenmilch (4,8)

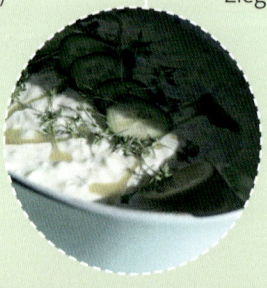

MAXIMAL 50 G PRO PORTION AUS DIESER LISTE

Diese Lebensmittel enthalten bis zu 7 g Kohlenhydrate pro 100 g Lebensmittel

Gemüse und Sprossen
- Steckrübe (5,7)
- Petersilienwurzel (6,1)
- Zwiebel (4,9)
- Sojasprossen (4,7)

Nüsse und Samen
- Erdnüsse (7)
- Mandeln (5,4)
- Sojakerne (6,3)

Obst
- Brombeeren (6,2)
- Erdbeeren (5,5)
- Guave (5,8)
- Heidelbeeren (6,1)
- Himbeeren (4,8)
- Holunderbeeren (6,5)
- Johannisbeeren (4,8)
- Moosbeeren (3,9)
- Papaya (7,1)
- Preiselbeeren (6,2)

Milch- und Milchersatzprodukte (vollfett)
- Schmelzkäse (7,5 g)
- Stutenmilch (6,2)
- Haselnussdrink (6,5)

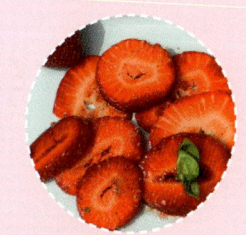

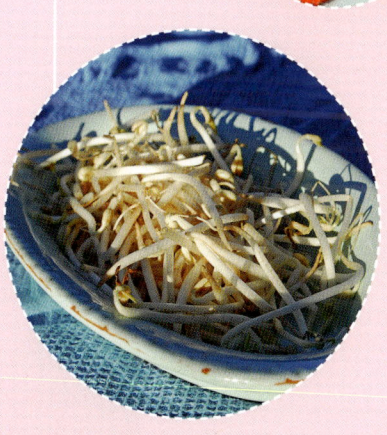

MAXIMAL 30 G PRO PORTION AUS DIESER LISTE

Diese Lebensmittel enthalten bis zu 15 g
Kohlenhydrate pro 100 g Lebensmittel

Gemüse und Salat
- Ingwer (11)
- Meerrettich (11,7)
- Pastinake (12,1)
- Rote Bete (8,4)

Kräuter und Pilze
- Petersilie (7,4)
- Trüffel (7,4)

Nüsse und Samen (10-13)
- Haselnüsse (10,5)
- Kürbiskerne (14,2)
- Pistazien (11,6)
- Sesamsamen (10,2)
- Sonnenblumenkerne (12,3)
- Walnüsse (10,6)

Obst
- Ananas (12,4)
- Apfel (11,4)
- Birne (12,4)
- Feige (12,9)
- Grapefruit (7,4)
- Honigmelone (12,4)
- Kaktusfeige (7,1)
- Kirschen, sauer (9,9)
- Kirschen (süß) (13,3)
- Kumquat (14,6)
- Kiwi (9,1g)
- Mandarinen (10,2)
- Mango (12,5
- Maulbeere (8,1 g)
- Mispel (10,6)
- Nektarine (12,4)
- Pflaumen (10,2)
- Passionsfrucht (9,5)
- Pfirsich (8,9)
- Reineclauden (12,3)
- Wassermelone (8,3)

Pilze
- Shiitakepilze (12,3)

Milch-und Milchersatzprodukte

- Dinkeldrink (8,4)
- Haferdrink (8,5)

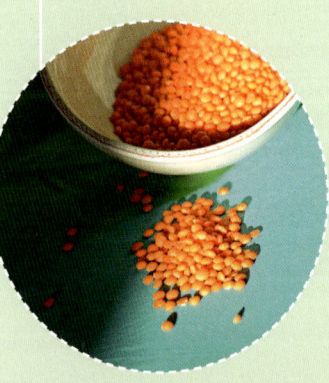

NO-GOS – BITTE WEGLASSEN, ODER IN WINZ-MENGEN VERWENDEN

Diese Lebensmittel enthalten mehr als 15 g Kohlenhydrate pro 100 g Lebensmittel

Getreide
- Amarant (56,8)
- Buchweizen (72,6)
- Dinkel/Grünkern (63,2)
- Gerste/Graupe (71)
- Hafer, Flocken (58,7)
- Hirse (68,8)
- Mais (73,5)
- Quinoa (58,5)
- Reis (74,1)
- Roggen (32,7)
- Weizen (59,5)

Gemüse
- Kartoffeln (14,8)
- Süßkartoffeln (24,1)
- Zuckermais (15,8)

Hülsenfrüchte
- Bohnen (alle Sorten) (20-50)
- Erbsen (41,2)
- Kichererbsen (44,3)
- Linsen (40,6)

Nüsse und Samen
- Cashewkerne (30,5)
- Chiasamen (42)
- Hanfnüsse (33,9)
- Maronen (33)
- Pinienkerne (20,5)

Obst
- Bananen (20)
- Datteln (65,2)
- Granatapfel (16,7)
- Hagebutte (16,2)
- Kaki (16)
- Litschi (17)
- Mirabellen (15,1)
- Weintrauben (15,2)
- Trockenfrüchte (ca. 60)
- Rosinen (68)
- Fruchtsäfte
- reine Frucht-Smoothies

Milch, Milchprodukte
- alle Milchprodukte mit Fruchtzubereitung oder süßen Geschmacksrichtungen

Wichtig: Sie können aus dieser Liste kleine Mengen nehmen, wenn Sie diese mit einrechnen. Z.B. 10 g Chiasamen würzen den Smoothie mit Omega-3s

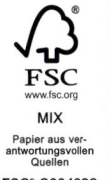

Verlagsgruppe Random House FSC® N001967
Das für dieses Buch verwendete FSC®-zertifizierte Papier
Hello Fat Matt 1,1 liefert Condat, Le Lardin Saint-Lazare,
Frankreich.

Haftungsausschluss

IMPRESSUM

3. Auflage
Originalausgabe 04/2015

Copyright © 2015 by Wilhelm Heyne Verlag, München,
in der Verlagsgruppe Random House GmbH
Printed in Germany 2015

REDAKTION: Marion Grillparzer

UMSCHLAGGESTALTUNG: Eisele Grafik Design, München

UMSCHLAGMOTIV: E+ / Getty Images

GESAMTGESTALTUNG UND SATZ: **E** DESIGN, Astrid Reinbacher

BILDNACHWEIS: Alle Fotos fotolivi by olivia lazzeroni
außer: Marion Grillparzer Seite 4, 5, 8, 11, 13, 21, 25, 28, 31, 35, 37, 39, 40, 41,
56, 61, 67, 130 - 137. Dollarphotoclub Seite 23 (Thomas Francois),
27 (denio109), 33 (Ennira), 55 (luna). Fotolia: Seite 53 (jorgophotography).
Foto Dr. Strunz: Kay Blaschke

DRUCK UND BINDUNG: Ernst Uhl GmbH und Co KG, Radolfzell

ISBN: 978-3-453-60348-6

www.heyne.de

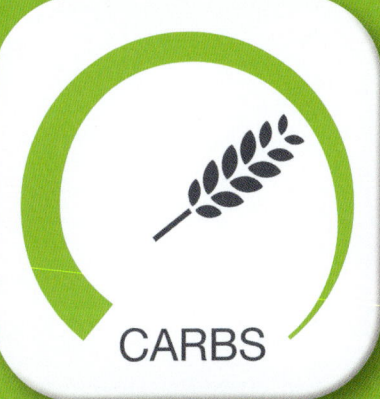

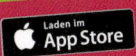

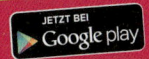

CARBS

Der No Carb Coach – die App zum Buch!

Der No Carb Coach ist Ihr unverzichtbarer Begleiter für die Ernährungsumstellung. Behalten Sie Ihre Essgewohnheiten im Überblick, notieren Sie Veränderungen in Ihrem Leben und lassen Sie sich täglich neu motivieren.

HEYNE‹